走路瘦肚

医師がすすめる48歳からの
腹凹(はらぺこ)ウォーキングダイエット

[日] 川村昌嗣 —— 著

刘晓燕 —— 译

新 星 出 版 社　NEW STAR PRESS

图书在版编目（CIP）数据

走路瘦肚 /（日）川村昌嗣著；刘晓燕译.

—北京：新星出版社，2017.10

ISBN 978-7-5133-2798-5

Ⅰ.①走… Ⅱ.①川… ②刘… Ⅲ.①减肥－方法 Ⅳ.①R161

中国版本图书馆CIP数据核字(2017)第188725号

走路瘦肚

[日] 川村昌嗣 著　刘晓燕 译

责任编辑：高传杰
特约编辑：白华昭
责任印制：李珊珊
装帧设计：冷暖儿

出版发行：新星出版社
出 版 人：谢　刚
社　　址：北京市西城区车公庄大街丙3号楼　　100044
网　　址：www.newstarpress.com
电　　话：010-88310888
传　　真：010-65270449
法律顾问：北京市大成律师事务所

读者服务：010-88310811　　service@newstarpress.com
邮购地址：北京市西城区车公庄大街丙3号楼　　100044

印　　刷：北京京都六环印刷厂
开　　本：880mm×1250mm　　1/32
印　　张：6
字　　数：103千字
版　　次：2017年10月第一版　2017年10月第一次印刷
书　　号：ISBN 978-7-5133-2798-5
定　　价：29.00元

目　录

第1章　　这个习惯能打造健康的身体
——运动疗法基础篇

第❷章　　立刻有效！不发胖的走路法和身体运动方法
——运动疗法应用篇

第 **3** 章　　有益身体的饮食方法
——饮食疗法基础篇

第 **4** 章　　一口气去掉脂肪、赘肉！不发胖的饮食方法
　　　　　　——饮食疗法应用篇

第5章　收腹走路能够预防痴呆症

——运动疗法和饮食疗法

结束章　　打造不发胖、不生病的身体

前　言

　　书店书架上的减肥书琳琅满目，电视上减肥节目颇受欢迎、收视率居高不下，这就意味着有很多人的减肥是失败的。

　　实际上，减肥失败与考大学失利是相通的。

　　学生时代，对我而言，学习英语是件让人头疼的事情，无论花费多少时间在上面，成绩都很难提高，以至于后来复读了三年才考上医学专业。无奈之下，我平心静气地分析了一下其中的原因。现在想想，有几点与减肥失败有相通之处。

只有一个不懂的单词，就断定无法理解文章的全部内容。	➡	摸不着有效减肥的门道，在尝试之前就放弃。

尝试了各种各样背诵单词的方法，都没有坚持下去。	尝试了各种各样的减肥方法，由于没有马上看到效果，认为不适合自己就放弃了。
因为记不住单词，认为英语水平提高不了就放弃了。	因为自己是容易发胖的体质，一旦停止会马上反弹，所以减肥之前就放弃了。
因为潜意识里就认为自己不擅长英语，所以在英语上无法集中精力，而是把精力用在自己擅长的科目上，所以英语成绩一直提不上去。	无法抵抗美食的诱惑，总是找各种安慰自己的借口：我已经足够努力了，作为对自己的奖赏，还是享受美食吧。

不克服这种不擅长的固有观念，无论花费多少时间学习，英语成绩也不会提高。

一颗钉子钉歪了，即使把它拔出来，再一次垂直钉下去，钉子也会向歪的方向延伸，最后的结果是一样的。不换一个地方稍微调整力量和方向，是不可能把钉子钉得笔直的。同样的道理，如果没有记住单词，就应该考虑其他方法，并且运用找到的方法，联系上下文推断出单词的意思。

首先，为了消除不擅长学英语的固有观念，我调整了自己的学习方法，先从列入中学课外读物的"夏洛克·福尔摩斯系列小说"的英文版开始熟读。这些书的日语版我都比较熟悉。即使有不懂的单词也不查字典，一个劲儿地出声朗读，直到理解了文章的内容为止。因为是以前看过的内容，不知不觉就看懂了。在反复阅读的过程中，先前不明白的单词忽然之间就明白了是什么意思。

像这样，试一试改变做法和思路，会得到意外的收获。

减肥也是同样的道理。我以前总认为减肥失败的原因是"忍耐和努力"不够。其实，就像记不住单词也能理解英语意思的方法一样，你不需要"忍耐和努力"，只要能找到改变生活习惯的方法，就能成功减肥。因此，我认为改变价值观是首要而且必需的功课。

那么，在日常生活中，有没有不用"忍耐和努力"，就能改变生活习惯的事？有。经常花130日元买的咖啡，再往前面一点儿的路边拐弯处，自动售货机标示"100日元／罐"。这种时候，往往会对自己过去的行为后悔不已："为什么以前都没有注意到呢？这不是多花了30日元吗？"

由于发现了自动售货机"一罐咖啡＝100日元"，"一罐咖啡＝130日元"的价值观就被改变了。同时，也认识到，一直以来的习惯，都是一种损失和浪费。由此看来，虽然没有"忍耐和努力"，行动却可以自然而然地与以前大不相同。

改变了价值观，之后再改变包括饮食和运动在内的生活习惯，就能够有助于我们减肥成功。

实际上，我并没有完全改变之前的生活规律，专门挤出时间运动，而是仍旧吃我喜欢的食物，不用忍耐，不用节制，大约 3 个月左右体重就减少了 10 千克，腰围缩小了 15 厘米，经过 5 年也没有反弹，成功地改变了体质。

回顾日常的生活习惯，如果能意识到做了非常可惜、浪费的事情，自然而然地就能得出好结果。

就餐的时候，坚信自己眼前是稀有的、价值高的美味佳肴；夹菜时，尝试着使用身体各部位的肌肉等。只要稍稍留心转变一下观念，不用"忍耐和努力"就能够成功减肥。

本书后面的章节将详细介绍走路瘦肚法，走路时只需收腹、挺肚，肚子上多余的脂肪就可以减掉。

本书主要介绍改变生活习惯的具体方法。无论如何，早日重新扭转自己的价值观，不需要"忍耐和努力"就能成功减肥。

绪　论

现在马上重新认识、检查你的

生活习惯

请根据自己的实际情况回答下列问题。在符合项下填"是"，反之填"否"；"是"得1分，"否"不得分。根据最终得分，能判断出你的生活习惯中隐藏着的容易发胖的危险因素。

检查生活习惯

☐ 吃东西快

☐ 不吃到肚子饱饱的不算完

☐ 喜欢刺激性强的辛辣料理

☐ 口味偏咸

☐ 喜欢热的食物

☐ 喜欢油腻的食物

☐ 在外面吃饭多

☐ 喜欢吃水果

☐ 戒不掉吃零食

☐ 一打开零食包装就会全部吃掉

☐ 不吃早餐

☐ 米饭吃得多

☐ 经常吃宵夜

□ 不能让饭菜剩下（家人吃剩下的份也吃掉）

□ 无意中做很多料理

□ 一边吃饭一边看电视，常常有"边吃边做什么"的习惯

□ 晚上喝酒必须吃下酒菜

□ 喝酒后必须吃拉面

□ 宁肯绕远也要使用电梯或扶梯

□ 距离很近也要坐车

□ 饭后马上躺着

□ 有拖着脚走路的倾向

□ 走路的时候步伐小

□ 感觉有点驼背

□ 不知不觉买健康商品又无法坚持下去

测评结果

0 ～ 5: 危险度不足 10%。保持现在的生活习惯。

6 ～ 10: 危险度 30%。首先以改善饮食生活为目标。

11 ～ 15: 危险度 50%。用心实施本书介绍的饮食疗法和在家里能做的运动疗法。

16 ～ 20: 危险度70%。尽可能地实施本书介绍的饮食疗法和运动疗法。

21 ～ 25: 危险度90％。一定要实施本书介绍的饮食疗法和运动疗法。

※ 请把测评结果作为参考目标活用。

肥胖的危害

肥胖不仅仅会影响形象，更重要的是会对健康造成各种各样的危害。下面，介绍其中比较重要的几种。

增加心脏的负担

脂肪细胞数量的增加，需要心脏提供更多血液，从而加重了心脏的负担。肥胖导致皮下脂肪变厚，基础代谢释放能量的效率就会变低。肥胖导致流过皮肤的血液量被迫增加，被迫释放热量，为此心脏就必须输送大量的血液，自然负担会大大增加。

增加腰、膝盖的负担

腰椎和骨盆的连接部分承担着约身体重量的 60%，如果向前弯腰，负担会增加数倍。步行或者活动身体时增加的那部分负担，会转移到膝盖或者腰部。而且，由于过胖，移动身体的时候，重心会从身体的中心移到前部，负担也加大。

影响睡眠

如果腹部堆积脂肪，面朝上躺着的时候，脂肪挤压横膈膜，肺膨胀不起来，往往导致氧气供应困难，呼吸变浅。因缺氧血压上升、呼吸频率增加等导致心脏和肺等脏器的负担开始增加。

特别是咽喉周围的脂肪堆积之后，会增加睡眠时无呼吸症候群病（指睡眠中停止呼吸）、高血压、脂质代谢异常症、糖尿病、多血症、心律不齐、虚血性心疾病（狭心症和心肌梗塞）、肺高血压、阳痿等严重并发症发生的危险。

恶化生活习惯病

即使能够避免睡眠时无呼吸症候群病，由于肥胖的原因，也容易引发高血压、糖代谢障碍、糖尿病、脂质代谢异常症、高尿酸血症、脂肪肝、虚血性心疾病、脑梗塞、一时性脑虚血发作等疾病。如果患有上述疾病，则有恶化的危险。

增加患妇科疾病的危险

女性荷尔蒙主要是从卵巢中分泌出来的，脂肪细胞也担负着相同的作用。因此，过于肥胖的话会破坏荷尔蒙的平衡，容易引起月经异常，患乳腺癌和子宫癌的几率也会增加。

打造健康身体的 10 个习惯

全国健康保险协会列举了以下 10 条关于改善生活习惯的建议。

【运动】每天坚持适当的运动

每天比现在多用 10 分钟活动身体。10 分钟的步行相当于走 1000 步。步行是全身运动，对促进健康很有效。事实上，不太消耗能量的轻松步行的人也很多。如果在走路的方法上动动脑筋，既可以增强消耗能量的效果，也能强化肌肉。

立刻戒烟

虽然知道吸烟对身体有害，但是仍有很多人难以戒烟或减少吸烟量。我感觉，认为饭后吸烟味道更美的人不在少数。为了把这支烟的味道吸得更过瘾，从吃饭前的 1 个小时开始，手不去碰烟。为了得到忍耐了半天的饭后烟的满足，请考虑控制饭前的吸烟。

因为吸烟会造成味觉迟钝，为了让客人更好地享受美味佳肴，不少日式高级饭庄要求来店客人进店后禁止吸烟。为了能品尝美味的料理，饭前的烟应该控制不吸。

还有，不知不觉就想拿起烟的时候，只减少这个习惯就能对控制吸烟起到相当的作用，零花钱也会增加。为此，首先请买戒烟烟嘴。为了最初能让戒烟烟嘴先出来，请在烟盒口放入 2 ～ 4 只戒烟烟嘴，这样的话，想拿烟的时候，无意中伸手，首先出来的是戒烟烟嘴。暂时玩一会儿这个烟嘴，等"现在吸烟一定美味"的瞬间来临的时候，再把禁烟烟嘴换成烟，让自己一边吸一边深信吸的烟 1 万日元 1 支。好不容易吸到珍贵的烟，会比平日更加享受这不可多得的美味。

【饮食（盐分）】控制盐分

　　自称"喜欢浓浓的酱油味和盐味"的人相当多。但是，请想一想品尝 2000 日元一两片的大间正宗金枪鱼的时候，会像平常那样蘸上很多的酱油吃吗？我曾在体检中心作健康指导的时候，对数千人进行了询问调查，大约有 7 成的人说"会尽量少蘸酱油，慢慢地吃，享受美味"；大约有 1 成的人表示"不蘸酱油，品尝生鱼片本来的美味"。就是说，不是由于喜欢浸泡在酱油里的味道，而是经常这样吃就认定为喜欢，所以摄入了过量的盐分。"因为是昂贵而稀少的食物才想慢慢地享受其美味，认真品尝食物原材料本来的味道。"如果能把这种想法放在心上的话，就应该意识到，不是强迫忍耐减少盐分，而是必须享受食物原材料本来的美味。

【饮食（脂肪）】少吃油腻食物

　　采用不同的烹饪方法，就能减少油的摄取量。因此，稍稍在烹饪方法上动动脑筋，就可以大幅度降低摄取的热量。有效地利用厨房纸巾能减少油炸食物中的油，不用油炸的烹饪器具也研制出来了。最近各种各样的电气油炸锅、空气波油炸锅等新产品正在出售。这不正是喜欢油炸食物又想减肥的人的必需品吗！

【饮食（与肉类相比更推荐鱼类）】与肉相比主菜力求用心选择鱼

青鱼中含有的丰富的 EPA 和 DHA，属于 omega-3 系高度不饱和脂肪酸营养素，能降低胆固醇，让血流通畅，预防动脉硬化。

丹麦奥尔堡（Aalborg）医院的 H.O.Bang 和 J.Dyerberg 在 1978 年的权威医学杂志《柳叶刀》（ランセット）上发表了题为"EPA 对血栓症和动脉硬化的预防"的论文，首次科学地论述了 EPA 对预防血栓症和动脉硬化的效果，持续研究了形成发病率差异的原因。研究发现，与以肉食为主的丹麦人相比，吃鱼较多的爱斯基摩人血液中的 EPA 更高，这使心血管疾病可以预防的研究结果得到了证实。同样，也证明了日本人是因为摄取 EPA 的量多，而使心血管疾病的发病率降低了 40%。

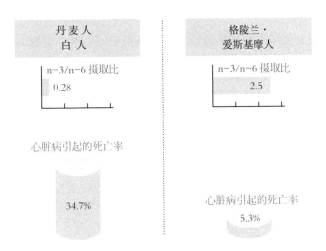

**图1　白人和爱斯基摩人摄取脂肪酸的组成及
心血管疾病发病风险率的对比**

出处：《EPA 对血栓形成和动脉硬化的预防》，Dyerberg J, et al.
Lancet 1978；2：117–119

《居住在格陵兰岛西北的爱斯基摩人的饮食结构》，Bang H.O, et
al. Am J Clin Nutr 1980；33:2657–61 修订。

当然，不是说绝对不能吃肉，如果以红肉为主的话，动脉
硬化的危险也会减少。但是，肥肉一定要舍弃。

【饮食（蔬菜）】多吃蔬菜

吃蔬菜能预防动脉硬化和大肠癌等疾病，对改善便秘也有

作用。不过值得注意的是，好不容易准备了蔬菜沙拉，却在上面浇上很多蛋黄酱和沙拉酱，其结果是比想象中摄取的热量还要高。试想，如果吃 500 日元以上 1 个的西红柿，会不会什么也不蘸，专心品尝西红柿本身的美味呢？可以购买价格会稍稍高一些的有机栽培出来的味道纯正的蔬菜，不使用沙拉酱，享受蔬菜本来的美味。

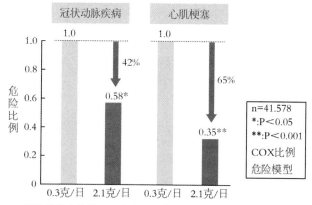

* 摄取量最小值的 40% 左右 (0.3 克 / 日) 和最大值的 40% 左右
（2.1 克 / 日) 的比较

图 2　n-3 多不饱和脂肪酸摄取量和缺血性心脏疾病

出处:《日本人鱼和 n-3 脂肪酸的摄取量与患冠状动脉疾病的风险》lso H，et al. Circulation 2006；113：195-202 作图。

【饮酒】适量饮酒

在某种程度上，据说相比之下还是有喝酒习惯的人患病少。然而，没有必要勉强喝酒。临床研究报告也表明，有少量饮酒习惯的人，也要减少酒精摄入量，才是健康的生活。

为了身体的健康，推荐一周安排 2 天肝脏休息日，但是这会对每天饮酒的人造成相当大的精神压力。

我胖的时候，也是每天晚上都喝酒。即使规定了肝脏休息日，也会禁不住找出各种各样的借口：今天很累，精神压力大，可以喝。结果还是几乎每天都喝。明明知道自己健康状况不太好，越喝酒会越严重，还是照喝不误。这就需要改变观念。和每天变换着喝便宜酒相比，不如减少喝酒的次数以享受更美味的好酒。如此一来，如果平常饮酒频率是 2 天 1 次，我们就能喝到相当于 2 倍价格的好酒；如果频率为 1 周 1 次，好酒的价格可以达到 7 倍。于是有了选择喝哪种酒的愉快，盼望喝酒日到来的迫不及待，更增加了酒的美味。

【牙齿健康】每餐后刷牙

保护牙齿的重要性，近年来受到了人们的关注。有些研究指出，牙周病菌是心肌梗塞动脉硬化的巢穴，近年研究也发现了牙周病和脑梗塞的关系，牙周病同时也是造成糖尿病恶化的原因。口中有过多的细菌生存，睡觉时细菌落入气管而患上肺炎的老年人也不少。这种病叫作"坠积性肺炎"。因此，饭后刷牙，每天坚持睡前用牙刷刷舌头非常重要。

刷牙的时候需要注意，不要过分用力。用力按压的话，牙刷的头儿会变弯，牙齿之间的缝隙刷不到，只摩擦到牙的中心部分。牙刷的毛尖儿轻轻地大体上接触到牙齿，能使牙膏形成细细的泡沫，快速震动就可以了。电动牙刷虽然也很好，但是不容易除掉塞在牙齿之间的食物。睡前刷牙，用齿间刷子和牙线把牙缝中的残渣剔除掉后，再使用漱口水效果会更好。

【精神压力】用适合自己的方法缓解精神压力

2014 年 6 月 25 日公布的《修改一部分劳动安全卫生法的

法律》规定，自2015年12月1日起，从业人数在50人以上的企业，检查从业人员精神压力状况和面谈指导被列为常规业务，要求由医生定期检查员工的精神压力状况并提供当面咨询，努力改善职场环境并提前做好预防工作，以免劳动者出现精神状态不适等。

感兴趣的人，不妨对此进行有效的利用，可能会在一定程度上缓解精神压力。也要尽量向朋友和家人、同事和上级诉说烦恼，减轻精神压力。休息日要充分地休息，身体和精神必须同时调养。

另外，改变观念也是减轻精神压力的方法。比如说，即使自己被安排了难以完成的工作，也不要把它当成负担，一定要往积极的方向想，说不定这是上级期待的标志，是在培养自己呢。当然，因为上级应该是关心下级的，所以遇到困难的时候不要困惑，去征求意见就好了。

【睡眠】有规律的睡眠，足够的休息

如果睡眠不充足，工作效率就会低下。连续2天只睡5个小时会造成睡眠严重不足，集中力和判断力就会下降。针对这个问题，一些大企业采取的解决办法是，一周中间的星期三不加班。这样的大企业还在增加。

还有，因为蓝光会降低被称作睡眠荷尔蒙的褪黑素的生成，就寝之前，长时间使用手机和电脑会影响入眠。至少，就寝前30分钟开始，不要看这些东西。

顺利改善生活习惯的方法

关于具体的方法接下来会详细讲述，在此先介绍基本的几条。像"前言"中说的那样，因为持续"忍耐和努力"有困难，所以为了改变生活习惯，有必要改变对事物的想法和观念，用不同的价值观重新审视自己的行动。

稍加留意就可以改变自己的身体

以吃饭为例。明明知道一口饭慢嚼 30 次对身体有好处，事实上却很难做到。这是因为已经习惯了嚼到一定的次数，舌头就把食物运送到了嗓子里。请尝试将咀嚼次数增加为平常的 4

倍，你会发现，在嚼的过程中食物会在口中消失。

在此试一试改变想法。如果吃一口价值几千日元的食物，怎么办？我觉得大部分人的想法是"切成小块慢慢地享受啊"。是的，为了更进一步享受美味，大多数人选择将其切成小块。

那么，把经常吃的东西切成 1/4 大，把其中的一块放入口中看一看吧。只放入口中 1/4，并保证每次咀嚼的次数和平常一样，这样一来，虽然食物的分量没变，咀嚼的次数却变成了平常的 4 倍。食物的种类不同，嚼的次数不同，但是放入口中的量大致上是不变的。如果放入口中太多，反而会因不容易嚼碎而很快咽下去。如果说多嚼几次不容易，那么把放入口中的食物量变成 1/4，不用努力也能达到嚼 4 倍的目的。

另一方面，该怎样运动呢？实际上在每天的生活中，有意识地活动不太使用的肌肉，是能够轻而易举地增加肌肉量的。从我自身的经验就得到了证明。几个月前，我拿起好久不弹的吉他，没想到手指却不灵活了，令人着急。练习音阶，需要一边按住吉他的弦一边动动手指。然而我本来就不是正正经经练习的性格，所以并没有按照一般的方法，而是开始思考一种既简单又轻松的训练方法——走路的时候轻轻地握着手。食指和无名指一起用力握紧，接着是中指和小指交替用力。就这样，我只在上下班期间持续活动按吉他弦的左手，特别是着重练习不用力按弦好听的声音就出不来的小手指，时而用力握紧，时而放松，循环反复。一个月后小指和无名指，都能使上力了，手背的肌肉也隆起来了。现在我只需轻握左手小指和无名指之间与手腕子接近部分，就可以隆起面积约 2 厘米 ×1 厘米，高度约 2 毫米的一块肌肉。而右手因未做特别的训练，无论怎样用力肌肉也隆不起来。

这样看来，在日常生活中，有意识地活动不经常使用的肌肉，就能够增加肌肉量。

为了轻易地燃烧体内脂肪

那么，如何高效地运动以减少脂肪呢？

于是我想到，有没有可能尽量增加日常活动中不用的肌肉的使用时间，做一些上下班和日常生活中不可缺少的动作，只靠走路就能活动各部分肌肉、增加运动消耗能量呢？

这些动作属于强度不大的有氧运动，能燃烧体内积存的脂肪，而且优先被消耗的是活动肌肉附近的脂肪。若要减掉肚子周围的脂肪，活动那个部位的肌肉不就行了吗？受此启发，我发明了"走路瘦肚法"。关于详细的做法将在第 2 章里讲解。

话又说回来，由于我本来就不爱运动，也没有毅力，很难持续"非做不可"的行动，因此，即便想出了走路瘦肚法，一开始也并没有持续下去。等意识到不实施走路瘦肚法"可就吃亏了"，"时间白白地浪费了"的时候，我才开始能够坚持，并收到了效果。一旦能够感觉到有效果，坚持下去就不那么困难了。

走路瘦肚法的效果非常明显。持续 3 个月左右，腰围就减少了 17 厘米。在那之后我又实施了比走路瘦肚法更进一步的摇摆走路法，腹肌的肌肉块明显增加。而之前，运动和肌肉训练我都没有坚持下来过。实施走路瘦肚法那段时间的生活模式，和以往一样完全没有改变。

走路瘦肚法是任何人都能实践的。

以前，TBS 电视台早间节目《健康胶囊！精力充沛的时间》中播出了"12 天击退内脏脂肪计划"。节目中用"吃，不用忍耐""不占用更多的时间，不运动"这样的观念，请 5 个人实践了本书中介绍的方法。表 1 里的数据就是那次实践的结果。

A、B、C 是男性，他们只是利用了上下班和散步、看电视的时间实践了走路瘦肚法，女性也是在做饭和大扫除等做家务的过程中实践的，同时配合食物疗法，他们还把之前大量吃的点心当作一道菜肴，最后起到了戏剧性变化。D 的腰围减少了 11.5 厘米，E 的内脏脂肪减少了 51.7 平方厘米，变化的程度远远超过了预想。

表 1　实践走路瘦肚法前后的对比

	实践前腰围（厘米）	实践后腰围（厘米）	实践前后腰围差（厘米）	实践前内脏脂肪（平方厘米）	实践后内脏脂肪（平方厘米）	实践前后内脏脂肪差（平方厘米）
A	88.3	85.5	−2.8	98.7	73.6	−25.1
B	87.5	84.0	−3.5	69.8	67.8	−2.0
C	94.4	85.9	−8.5	86.0	79.8	−6.2
D	108.5	97.0	−11.5	131.3	114,4	−16.9
E	106.5	98.0	−8.5	253.7	202.0	−51.7

　　虽然结果因人而异，但是如果价值观发生了改变，则完全可能既保持原来的生活习惯，轻松增加运动消耗量，又减少摄入的热量。本书提出的是不勉强自己就能改变价值观的各种建议，帮助大家找到不勉强并适合自己的方法。这是不用"忍耐和努力"就能成功减肥的最佳途径。

这种症状要注意！

训练的时候，有几点必须注意。之前我的前辈医师体重下降，以为是努力实施运动疗法和饮食疗法的效果导致，没有注意到自己患了大肠癌，延误了检查和治疗。像这样实施减肥计划，体重下降幅度比预想要大的时候，务必让医生检查一下，看看是否潜伏着其他的疾病。要尽可能的每年接受健康诊断和癌症检查。

出现嗓子干，尿量变多，尿液里出现泡沫等症状，有糖尿病恶化的危险。

睡觉出汗，没感冒却咳嗽不止，有结核病的嫌疑。

脉搏变快，比平常出汗多，有可能是甲状腺功能亢进。这种病的特征是喉结下面的周围肿起来，但也有发现不了喉咙异常的人。如果感到异常，请接受甲状腺激素的血液检查。

　　开始喝营养补充剂体重下降时，也要想到是否营养补充剂引发的脏器出现了问题或糖尿病恶化。稍有不适，应尽快去内科就诊，或者做一次血液检查。

第1章

这个习惯能**打造健康**的身体

——运动疗法基础篇

为什么无法改掉不健康的生活习惯

努力尝试过戒掉不健康的生活习惯，但是一切依然如故！其结果常常是"归根到底做不到"，于是陷入讨厌自己的困境。

为什么不健康的生活习惯不能改掉呢？

大多数人抵抗不住诱惑，明知不正确却无法改变，渐渐地就自甘放弃。实际上，想法错误的可能性更大。

一方面，我们在记住某些事情的时候，会经常认为"有必要反复地持续一段时间"。另一方面，一瞬间发生的事情决定了其后的行动，即叫作"印刻（imprinting）"的现象也是存在的。

比如说吃荞麦面的方法。发出"哧溜哧溜"的声音、感受吞咽时的快感，不太嚼就吞下去的样子被认为是潇洒的动作，单口相声演员表演吃荞面时也发出"哧溜哧溜"的声音。还有夏目漱石的小说《我是猫》中也写道："把这个长面条的三分之一蘸上汁，再一口咽下去。不能嚼，一嚼，荞麦面就走味了。哧溜一口吞下，那才带劲儿哪！""荞麦面＝快速吞咽食物"已经是约定俗成的了。

然而，假设在特殊的料理店被宴请吃荞麦面，吃完以后才听说这荞麦面"是专为天皇做饭的厨师一年只做的50顿之一的特殊食品"，吃的人会有什么反应呢？大多数人会后悔"再慢慢地、细细地品尝一下味道就好了"。可是，即使有过这样体验的人，日常生活中吃荞麦面还是会按照原来习惯的吃法。可见，包括地道的吃法在内，改变日常已经形成的习惯是有难度的。

活动身体的方法也是同样的道理。平常习惯乘坐电梯的人，即使知道走楼梯有利于身体健康，还是不由得使用电梯。无论怎样被劝导为了健康要走楼梯，大部分人都会找出各种各样的借口，"因为今天着急呀"，"膝盖疼不得已呀"，等等。

在此不妨改变一下观念。即使乘坐电梯，只要有意识地比平常多锻炼肌肉，也能增加热量的消耗，强化得到锻炼的那部分肌肉，增加肌肉量。不要认为改变生活习惯是个麻烦事，首先想一想在日常生活当中哪些是能够做到的。只是稍稍改变观念，就能养成不失时机地锻炼肌肉的好习惯。关于具体的方法，接下来会做详细的介绍，请尽可能地付诸实践。

走路和健康管理的直接关系

走路是全身运动，是日常生活中不可缺少的动作，只要下肢和腰没问题谁都能够做。为了保持健康，维持和增加肌肉量，每一位医疗人员都在积极地推荐走路。

以前通行的观点是，运动开始之后肌肉中的糖原（肝糖）被消耗，然后脂肪才被分解，然而最近的研究结果表明，从运动一开始，不同的根据运动强度分解消耗的成分就是不同的。

图 3 横轴表示的是运动强度（%VO$_2$max）和最大氧气的摄取量，显示单位时间内肌肉组织（细胞组织）摄入氧气的最大量。简单地说，这个数值越大，运动就越剧烈。运动强度越大，所需能量越多，肌肉中储存的糖原消耗得就越多。另一方面，运动强度小的有氧运动等，所需要的能量大体上则靠血液中的

脂肪酸来维持。超过一定时间的走路就属于这种运动强度小的有氧运动。这也是让脂肪燃烧的理想运动。

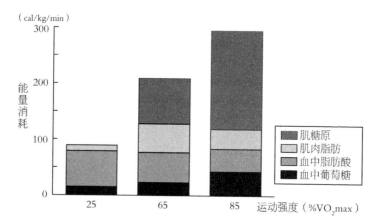

（cal/kg/min）

能量消耗

肌糖原
肌肉脂肪
血中脂肪酸
血中葡萄糖

运动强度（%VO₂max）

图3 关于运动强度和人体内源性脂肪、碳水化合物代谢的关系图

出处：《关于运动强度和人体内源性脂肪、碳水化合物代谢的关系》Am.J. Physiol.265 E380-E391，1993。

重新审查平常的走路方式

众所周知，走路是减肥的有效方法。

走路方式不同，收到的效果也不一样，这个道理已无须赘述。在此，我们来看一看，人的一生当中，走路方式是怎样不断发生变化的。

1岁前后刚刚开始学习走路的时候，根本不知道怎样使用肌肉，使用哪里的肌肉，所以运用全身的肌肉在走。

上了小学，慢慢地习惯了走路的动作，就能不使用没用的肌肉向前行走了。到了初中、高中，能够更有效地运用肌肉，势头很猛地快步行走。

随着年龄的增长，到了中年，稍稍开始向前弯腰，利用向前倒的趋势，尽可能轻轻松松地走。等到了老年，由于肌肉的力量低下，又失去了持久力，走路腿脚抬不起来的人增多，逐渐形成了拖着腿、尽量不使用肌肉的走路方式。

随着运动消耗量的增加，肌肉力量也随之提高。以保持健康为目的健康杂志和电视节目，还有与健康有关的网站等各种各样的媒体都在指导正确的走路方法："想象身体被从上面吊着的感觉，挺直脊梁，轻轻弯曲胳膊大幅度摆动，步伐比平常稍微大一点，稍微加快速度，按照先脚跟着地，然后脚尖踢出的顺序。"这些都是尽可能地加快速度大步走路的指导。

大步快走比小步溜达地走，单位时间内消耗的热量多，全力行走则能消耗相当数量的热量。

但是，有几个问题必须注意。

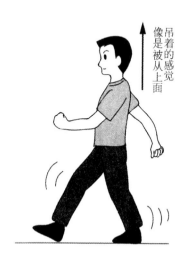

像是被从上面吊着的感觉

同样的移动距离，"大步快走"比"小步溜达地走"消耗的热量多

在此我们分析一下不同的走路方法。

以 1 分钟左右的时间为限，其消耗的热量，随着走路速度的加快而增加。然而，以 1 公里的移动距离为限，小步溜达地走消耗的热量是 54 千卡，急促快走消耗的热量是 47 千卡，比小步溜达消耗的能量稍少了一些。而且，急促快走较早到达目的地，如果多出来的时间一边喝茶一边吃零食的话，反而会容易发胖。因此，剩余时间的度过方式也必须注意。

表 2　不同走路方式消耗的能量

走路速度	时速	消耗 300 大卡所需的时间	平均 1 分钟消耗的热量	走 1 公里所需要的时间	走 1 公里消耗的热量
慢慢散步	3.0km	110 分	2.7kcal	20 分 00 秒	54kcal
平稳走路	3.6km	100 分	3.0kcal	16 分 40 秒	50kcal
一般步行	4.5km	90 分	3.3kcal	13 分 20 秒	44kcal
急促快走	5.4km	70 分	4.2kcal	11 分 07 秒	47kcal
迈开大步全力行走	7.2km	38 分	7.9kcal	8 分 20 秒	66kcal

出处：《运动和能量的化学》，中野照一、竹宫隆编，杏林书店，1996 修订。

随着年龄的增长，走路方法变化的同时，骨头和关节逐渐老化衰弱

走路，是人类生存不可缺少的行动。唯独这个行动，是在无意识之中尽可能不消耗能量的情况下进行的。正因为如此，推荐介绍健康理想走路姿势的媒体不在少数。但是，还有一点必须注意，即随着年龄的增长，肌肉和骨头，以及连接肌肉和骨头的韧带都会变差。

不了解这一点，就盲目实施脚尖踢地、脚跟先着地的方法，迈开大腿快速行走，就很有可能使脚受伤，特别是容易造成脚后跟疼痛，甚至不能走路。平常姿势走路的时候，整个脚掌支撑着身体的重量。然而，脚跟先着地承担的负荷则可能是平常的 10 倍以上。再加上速度的加快，负荷可能增加数十倍，同时，也有引起骨挫伤、韧带损伤的危险。

由此可见，不根据自己的年龄而盲目改变走路方式，会损伤身体。下面介绍几种既不损害身体，又能增加热量消耗的走路方法。

改变走路方法也会提高减肥效果

只要稍稍改变认识，锻炼平时不使用的肌肉，就能够提高身体代谢率。下面的几种走路方法，都是日常生活中简单又能够做到的动作。

脚抬高步行法

很多人在没有沟坎的地方，也经常摔倒或绊倒。很多人认为这与年龄有关，其实不然，关键在于走路的方法。那些在平地上也经常摔跤的人大多不抬高脚走路，也就是一般人常说的"脚擦地步行"。

走路的时候，想象着自己在上楼梯，有意识地高抬脚，重心就自然落在后脚上，姿势就能稍稍得到纠正，避免摔倒。同时，抬高脚也意味着抬高腿，腰椎周围的髂腰肌也得到了锻炼，这样，平时走路不太使用的肌肉能够得到使用，骨骼肌也得到了锻炼。

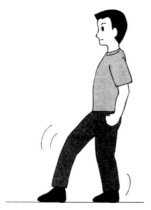

结冰的道路上和淋湿的地板上的走路法

积雪后的第二天，由于道路结冰或者被淋湿，走路方法自然与往常不同，第三天，往往会感到肌肉疼痛。为什么会发生这种现象？原来，在结冰的道路和淋湿的地板上行走时，为了避免滑倒，人们往往会把身体的重心放在后脚上，平时不使用的肌肉就派上了用场。其结果是肌肉疼痛。而平常走路的时候，重心靠前，人们利用身体倾倒的趋势向前迈步。可是，道路结冰，地板被淋湿的话，这种走路方法有滑倒的危险，所以就变成了把身体的重心留在后面的脚上。

可以用先单脚站立，向前迈出的脚着地之后，再把重心移到前面的脚上的走路方法。想象一下在黑暗中走路的样子，就容易理解了。

因为重心在后面的脚上，所以平时走路也能锻炼到单脚站立时使用的肌肉。同时髂腰肌等腰椎周围的肌肉和大臀肌、中臀肌等的骨盆肌也得到了锻炼，如此，以后失去平衡的时候更容易修正站直，也能保持脊背挺直的良好姿势。

另外，走路的速度比平时稍稍慢一点也有助于达到瘦身的效果。

沙滩上的走路法

在海边沙滩上走路是不是感觉比平时累呢？在沙地上要全脚掌用力，利用向前的推动力来避免脚陷进沙子里。为此，会使用和平常不一样的肌肉。请把道路想象成沙滩走走看。

抬起后脚向前移动的时候，脚尖不踢地，脚掌和地面平行，向上抬起迈进，就不容易陷入沙土之中。用这种方法走路的话，平时较少用到的脚掌上的小块儿肌肉便得到锻炼，日后摔跤的时候也更容易找到平衡。

拖鞋走路法

穿着拖鞋走路的时候，为了不让拖鞋掉下来，要稍稍抬高脚尖向前迈步。长时间这样，脚掌容易抽筋（痉挛），但是，脚尖向上勾起，不容易摔倒。

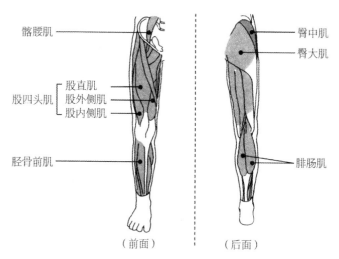

（前面）　（后面）

图 4　下半身的肌肉·韧带

为了抬起脚尖正常行走，就要更多地使用胫骨前肌（小腿肚前侧的肌肉），这部分的肌肉就得到了锻炼。

狂言走路法

看过狂言演出的人都知道，狂言师们迈脚前行时，他们的头并不上下晃动。试着模仿他们，目光固定在远方的一点，身体不晃动地走走看。一般来说，第二天应该能感到臀部的肌肉疼痛。

练习这种走路方法时，须手持装满水的杯子，保证行进时里边的水一滴不洒。为了尽可能减少身体的晃动，增加下肢肌肉的力量，努力使用身体上主要部分的肌肉来行走，同时必须收紧臀部的肌肉。如此，这些部位的肌肉会疼痛，这就说明得到了相应的锻炼。

减肥效果低的走路方法

利用身体前倾的趋势，附加反动力走路，可以少用力高效率地活动身体，但是消耗能量少，减肥效果低。一边大幅度摆动胳膊一边走路，往往有一种增加了运动量的幻觉。然而，走路时胳膊摆动的反动力也不少，只摆动胳膊并不能促进能量的消耗，还不如把胳膊固定在身体上，用力夹紧腋下行走，这样胸大肌和肱二头肌都能得到锻炼。

在日常生活中提高运动效果

记得看过哑剧表演组合嘎玛鲁乔巴（Gamarjobat）的演出，两位演员汗流浃背的样子给我留下了很深的印象。哑剧的动作都经过相当严格的训练，那么这些消耗大量热量的哑剧动作，能不能应用到训练上呢？这就是"空气训练法"的由来。

例如，想象手里的包加重了 5 千克，试试一边把这个包稍稍举起一边走路。这样的空气训练，有效地活动了平时举提锻炼不到的对抗肌。

实际上，我利用上下班往返的时间，实施了空气训练法之后，松弛的胸部赘肉变成了健壮的胸大肌。

即使不做剧烈的肌肉训练，只活动想锻炼的那部分肌肉，反复做用力和放松的动作，也能增加肌肉量。练习的同时，想象着有一定重量的负荷，效果会更好。

空气训练法不需要特别的器具和场所，也不会花额外的时间。想锻炼的时候，只需要在自己家里，在自己想锻炼的肌肉部位用力就行。

这种活动身体的方法很自由，即使站着也能增加负载；强度也能根据自己的喜好调整，累了随时可以停下。

像这样能根据自己的情况，轻松锻炼的方法，将在第2章里做详细介绍。

减肥的陷阱

以往人们认为的运动效率高、对减肥也有效的锻炼方法，实际上效果恰恰相反的有不少。下面就介绍几个这样的例子。

上楼梯一步跨两个台阶

比平常更用力、动作更猛上台阶的话，会感到肌肉疲劳，往往以为提高了运动效果，其实运动量并没有增加多少。

运动消耗的热量 = 运动强度 × 运动时间。

一步跨两个台阶，因为提高了速度，只用了平常时间的一半左右。并且因为迈脚的同时附加上了反动力，所以抬高腿消耗的能量，不但达不到一步一个台阶时的两倍，还可能有所减少。

腹肌运动法

腹肌运动是相当剧烈的锻炼。仅凭此印象，不少人就认为这对减少肚子周围的脂肪很有效。可是，平时不太运动的人冷不防使用腹肌，坐起来是颇为困难的。过度用力的话，虽然能够坐起来，但对运动消耗量却不能期待过高。如果像运动员那样能做几百回，对减肥、强化肌肉都会有作用，但如果仅仅做20 ~ 30 回，减肥效果并不理想。

而且，即便勉强坐起来，相当于上半身几倍的重量会落到腰上，也有可能引起腰痛和腰扭伤。想利用腹肌运动法减肥，可以身体横躺着不动，想象着上半身坐起，一边吐气腹肌用力，一边吸气放松，反复重复这个动作，运用腹式呼吸法。详细的方法在第 2 章里介绍。

长时间呼吸减肥法

能轻松做到并且人气很高的长时间呼吸减肥法，也存在几个问题。这种减肥法是通过反复长时间深呼吸来锻炼深层肌，增加肌肉量，提高燃烧脂肪效果的方法。

因为长时间深呼吸会使胸腔内压升高，增加心脏和肺的负担，有引起血压升高的危险。因此，这种运动并不适用于血压高的人。此外，还会升高气管中的内压，气管壁薄的人会因空气漏到气管之外而引发气胸和皮下气肿。实际上，来我诊所就诊的，就有因使用长时间呼吸减肥法而引发皮下气肿的患者。

剧烈的肌肉锻炼

以增加肌肉量和运动消耗量为目的的剧烈肌肉锻炼是没有问题的。妨碍减肥的，莫过于剧烈的肌肉锻炼之后的行为。剧烈的肌肉锻炼过后，因肌肉内的糖原作为能量源被消耗而增加了空腹感，导致过量饮食的危险系数变高，还有"出汗之后啤酒更好喝"的饮酒的诱惑。此外，还有人以运动后与同伴大吃一顿为乐趣。剧烈的肌肉锻炼，伴随着训练结束后热量摄取超过能量消耗的危险。

许多人都会因为肌肉量增加，便安慰自己"即使体重增加了一点，增加的也是肌肉而非脂肪"，也有人觉得运动后多吃一点、多喝一点没有关系。但是务必引起注意的是，做剧烈的肌肉锻炼有引发代谢综合征恶化的危险。这一点必须引起锻炼者警醒。

第2章

立刻有效！**不发胖**的走路法和身体运动方法

——运动疗法应用篇

边走路边锻炼腹肌的川村式
收腹走路瘦肚法

　　如果提到谁都可以轻松做到的有氧运动，最典型的代表就是走路了。只要一边走一边收腹挺肚，就能让腹肌得到锻炼，减少皮下脂肪、内脏脂肪，让肚子周围轻松舒畅，这就是"川村式收腹走路瘦肚法"。这种方法既简单又不反弹，本章介绍走路瘦肚法的具体方法，同时介绍把日常生活的小动作变成肌肉训练的绝招。

这就是收腹走路瘦肚法

　　走路时缩腹、挺肚，活动平时不使用的腹肌，能燃烧肚子周围的脂肪。通常，缩腹时腹肌用力，挺肚时则放松力气，收腹走路瘦肚法的要点是，挺肚时腹肌也用力。

经常把注意力放在运动腹肌上，就能增加肌肉的热量消耗。活动腹肌的动作强度较小，属于有氧运动，消耗的是血中的脂肪酸。而血中脂肪酸的供给来源，是贮存在脂肪细胞里的中性脂肪。中性脂肪被分解流入到血液中，是从腹肌周围开始的，所以肚子周围的脂肪（内脏脂肪）最先减少。

另外，收腹走路瘦肚法对改善和消除便秘也非常有利。肠道被前后活动肚子产生的震动所刺激，停滞了的粪便开始向肛门方向移动。

为了运动腹肌，腰部周围也需要用力，腰背部的肌肉也同时得到了锻炼，使不少人的腰痛得到了缓解。但是，容易腰痛的人，或者腰背部的肌肉不太强壮的人，实施此方法有使腰痛恶化的危险。（配合自己呼吸的速度慢慢做的话则没有问题）。实施收腹走路瘦肚法时，要根据自己的身体状况调节活动腹部的速度。

基本的收腹走路瘦肚法

先从右脚开始，第一步收腹，第二步挺肚。挺肚时，不要利用反作用力，要有意识地腹肌用力。呼吸最好不要与活动腹部连动，可是还是有很多人活动腹部和呼吸同时进行。一步一呼吸有困难，习惯把腹部动作和呼吸连动的读者，请按照下面介绍的四步式收腹走路瘦肚法练习。

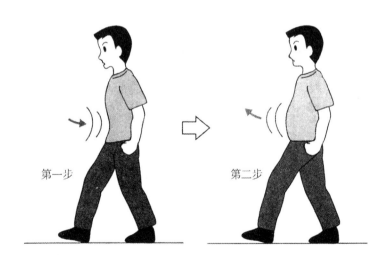

第一步　　　　　　　　　　　第二步

四步式收腹走路瘦肚法

第一步，迈出右脚，收腹。

第二步，迈出左脚，保持收腹状态不变，习惯以后，向上提高腹肌效果会更好。

第三步，迈出右脚，同时腹肌用力，用和收腹时一样强的力量挺肚。

第四步，迈出左脚，更加强烈地用力挺肚。

以前，日本电视台《世界上最想上的课》节目里面有一个《腹部内外减肥》的栏目，出演的各位嘉宾一边喊着"挺肚、挺肚、收腹、收腹"的口令，一边练习四步式的收腹走路瘦肚法。因为这个口令朗朗上口，电视节目便按照先挺肚的顺序进行指导，而本书中介绍的收腹走路瘦肚法，则是从先收腹开始。

这个方法如果再升一级，就是"挺肚、挺肚、收腹、提起"的训练，难度较前者稍高。

我曾经让参加节目的嘉宾 WAKUWAKU 先生和三矢雄二先生尝试了四步式收腹走路瘦肚法。WAKUWAKU 先生在节目之后继续践行此方法，体重由 69.5 千克降到 66.1 千克，腰围也由

94 厘米降到 89 厘米，成功地消除了代谢综合征，像表 3 记录的
那样，完美地减肥成功。

表 3　WAKUWAKU 和三矢雄二践行走路瘦肚前后对比

		前	后
WAKUWAKU	体重	73.0kg	69.5kg
	腰围	97cm	94cm
	内脏脂肪	139cm²	104cm²
三矢雄二	体重	57.0kg	53.8kg
	腰围	90cm	83cm
	内脏脂肪	113cm²	92cm²

一步式收腹走路瘦肚法

　　腹部动作和呼吸不连贯的人，或者基本的收腹走路瘦肚法
不能满足时，可以尝试这种方法。第一步，迈出右脚，同时把
肚子往内缩（收腹），落地时立刻把肚子向外凸起来（挺肚）。
第二步，迈出左脚，再次把肚子往内缩（收腹），落地时立刻把
肚子凸起来（挺肚）。由于利用反作用力活动腹部会给腰部额外
地增加负担，有引发腰痛的危险，因此实施一步式收腹走路瘦
肚法，收腹挺肚时，务必适当调节力量的分配。

收腹扭腰走路瘦肚法

第一步，迈出右脚，同时用力提高右侧的腹肌。

第二步，迈出左脚，用力提高左侧的腹肌。

我把这个运动命名为"收腹扭腰走路瘦肚法"，是每迈出一步交替提高左右腹肌、难度稍高的走路方法。2012年年末，我开始实施这个扭腰走路瘦肚法。刚开始的时候，因为下班回家太累，只在上班的时候收腹走路，此外没有做其他特别的运动和肌肉训练，半年左右腹部就出现了肌肉块。在2013年10月2日北海道电视台播出的《现在就心动》节目中，腹肌已经非常明显了。2015年8月我还保持着一样的状态。

把日常的动作变成训练

前面已经提到过，我在走路的时候反复轻握手指，使小指和无名指的骨间肌肉隆了起来。这充分说明，在日常动作上加一点负荷，是能够增加肌肉力量的。下面介绍在日常生活中，对腹肌以外的肌肉加上"小负荷"的方法。

不做剧烈动作

回想一下平时起立的动作，会不会上半身后倾，利用返回来的反动力站起来呢？不少人做这个动作的时候，都是先使身体向相反的方向稍稍移动，再利用返回来的趋势。像这样轻松的、不太用力就能活动身体的方法，是在不知不觉中自然形成的。因此，首先必须纠正利用反动力活动身体的习惯，充分调动平时不运动的肌肉。仅仅这个小动作，也会锻炼肌力下降的肌肉，增加肌肉量。总之，只要稍稍改变意识，日常生活中的动作就能变成肌肉训练，提高肌肉量，让衰弱的肌肉重返年轻。

坐着的动作

坐椅子的时候，上半身不倾斜，一边慢慢弯曲膝盖一边下蹲，缓缓降低重心。单单慢慢坐下这个动作，就能提升肌肉训练的效果。

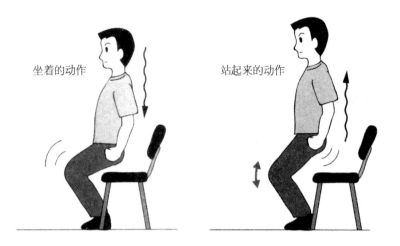

坐着的动作　　　　　　站起来的动作

站起来的动作

一边注意不前后晃动头部，一边假设伸直弯曲的膝盖站立起来。做这个动作的时候，请有意识地挺直上身。膝盖疼痛、双脚用力站稳比较吃力的人，可以用手扶住桌子，借助手的力量撑起身体，按照这种方法，腰腿弱的人也能做这项训练。

单脚站立训练

"为了健康，爬楼梯吧！"这话经常听到。道理虽然是这样，然而一想到那么累还要爬长长的楼梯，就不自觉地打退堂鼓。但是，有坐电梯也能做的训练。你只需单脚站立，就相当于加上体重两倍的负荷，既能培养平衡感还能强化脚的肌肉。

首先，为了防止摔倒，须单手扶电梯墙壁或扶梯栏杆，一旦要失去平衡时马上抓住，做好稳固身体的准备。单脚站立不容易取得平衡的情况下，另一只脚放在地板上也没关系，只需把重心放在站立的单脚上，这样也能收到差不多相同的效果，同时调节对单脚施加负荷的强度。

用好使的脚站立

　　每个人哪只脚好使都不同。站着的时候，无意之间会把重心偏向好使的脚上。因此，首先想着把重心放在好使的脚上，强有力地踩实站立。习惯了这个动作之后，再挑战用这只脚单脚站立。

用另一只脚站立

　　用好使的脚找到平衡，能长时间站立之后，接下来请把重心放在另一只脚上；等把重心放在另一只脚上也能找到平衡后，再用它单脚站立试试看。

用脚尖站立

　　另一只脚单脚站立没有问题了，接着挑战用好使的脚的脚尖站立。为确保失去平衡时能快速恢复，请选择有抓手的地方练习。

好使一边的脚尖站立没有问题后，再试试用相反一边的脚尖站立的动作。

这样练习过后，小腿（从膝盖到脚踝的部分）的肌肉力量就增强了，摔跤时更容易调整姿势重新站稳。

用脚尖站立，伸展和弯曲膝盖

还有一种练习的方法，即用脚尖站立，慢慢地伸展或弯曲膝盖。刚开始轻轻地弯曲膝盖，视线稍稍朝向下方。此时保持身体平衡变得困难，请一定要抓住扶手，防止因失去平衡而摔倒。

我在长长的扶梯上做了这些运动，结果，一年只滑一两回冰的我，滑行时居然能长时间保持平衡了，而且，第二天基本没有肌肉酸痛，同时感觉到了脚的肌力和持久力的提高。没有跑步或下蹲，只凭借伸展和弯曲膝盖，我的下肢就得到了锻炼，达到了强化肌力的目的。我还在坐电梯时做这些动作，但是，请大家在像电梯那样有墙壁的空间中练习，确保安全。

利用洗澡的时间

西方与人会面之前一般要先淋浴，日本人为了解除一天的疲劳，睡前则习惯泡澡。泡澡的时间也可以用来训练。和只是漫不经心地泡在浴缸里相比，泡澡时，体温上升、血液循环良好，肌肉放松，此时的练习能清洗体内的老害物质，使堵塞的血流更加畅通，更会让身体变得轻松。所以推荐入浴中的收腹训练和空气训练。

泡澡时的收腹训练

把上半身泡在浴缸里，在水中做收腹、挺肚运动，也就是收腹训练。做腹部运动的时候，尽可能地把水推出高高的水波。因为浴缸中的水会增加腹部的压力，相应的运动量也会增加。

我的做法是这样的，以泡半身澡的状态坐在浴缸里，按照前面的方法慢慢活动腹部，反复做 30 次左右。接下来，把屁股往前挪一挪，保证肩膀部分也能浸泡在水中，以接近仰面朝天的姿势，同样做 30 次收腹挺肚的动作。和腹部的动作相配合，水波会上下浮动，像拍打海岸的波浪一样，挺肚时尽力使水波向上鼓，收腹时尽力让水波往下凹。洗澡时交替做这两个模式的运动。

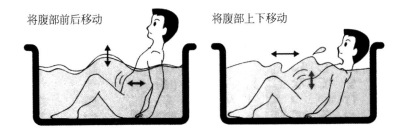

将腹部前后移动　　　　　　　　将腹部上下移动

泡澡时的空气训练

　　还是在浴缸里，屈膝，脚尖贴在浴缸的底部，交替抬起、落下左右脚的脚跟，能获得与踏步一样的效果。把这个动作稍稍加快一点就变成了小跑。

　　下一步，两只脚踩在浴缸底部不动，左右晃动腿肚和腿，这个动作有按摩的效果。游刃有余的人可以同时做收腹、挺肚运动。

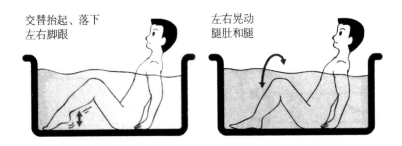

交替抬起、落下　　　　　　　左右晃动
左右脚跟　　　　　　　　　　腿肚和腿

利用上厕所的时间训练

坐在马桶上，也可以进行收腹训练。让肚子鼓起来和缩下去，震动摇晃肠子，粪便就容易一点一点向下流动。由于粪便从左下腹的降结肠移到乙状结肠的过程中，容易滞留在乙状结肠内，所以，从肚子的外侧由左下方向右下方推按，给予震动和刺激，排便效果会更好。但是，便秘比较严重的人，可能会有疼痛感，请在不产生疼痛感的范围内量力而行吧！

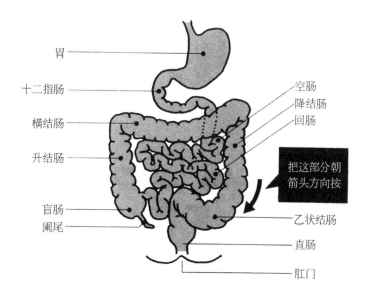

胃
十二指肠
横结肠
升结肠
盲肠
阑尾
空肠
降结肠
回肠
把这部分朝箭头方向按
乙状结肠
直肠
肛门

利用等红绿灯、排队等车的时间训练

充分利用等红绿灯或者电车到来之前的空隙练习。首先，两脚平行站好，中间间隔一个拳头的距离，挺胸，双臂夹紧，按照和平时一样的呼吸节奏，做收腹、挺肚运动。在双脚伸直的状态下，注意力集中，把膝盖向内侧旋转；接着脚伸直不变，把膝盖向外侧旋转。反复重复这个动作。慢慢地做，同时收缩肛门附近的肌肉，效果会更好。

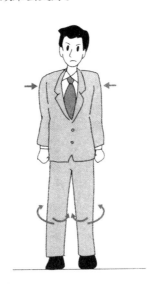

利用伏案工作的时间训练

长时间坐在办公桌前，身体容易变得僵硬。此时，在坐着的状态下做收腹训练，也就是把肚子鼓起来和缩进去，也能收到舒展筋骨、恢复精神的效果，一举两得。而且慢慢地做腹部运动，肚子又在桌子的下面，不容易被周围人发现。做这个动作的同时身体向旁边扭效果更佳，这样的话，侧腹部的脂肪会最先被减掉。在工作的空闲时间里试试看吧。

利用看电视的时间训练

集中精力看电视的时候，没办法做收腹训练。但是，日本NHK电视台以外的频道一定播放广告。比如30分钟的节目中，其开始、中间或结尾一般都会播放2分钟左右的广告。因此，利用广告时间，把肚子缩进去、鼓起来是有可能的。说是这样说，有时候会不自觉地忘记要做运动。如果可能的话，在纸上写上"广告＝收腹"，贴在电视附近容易看到的地方，提醒自己。

睡着的时候也可以训练吗？

如果睡着了的时候能做收腹训练，那可真应该是最理想的减肥方法了，既没有必要努力和忍耐，也不用浪费更多的时间，那么究竟这种美好的梦想，能不能实现呢？

陪伴在婴幼儿旁边睡觉的人，无论是谁，都会在潜意识中提醒自己，如果睡觉翻身，不小心压在了孩子的身上，那将是非常危险的。事实确实如此，你有没有注意到，睡觉时，孩子一侧的后背或者腰，有些发胀和肌肉疲劳呢？

还有，在很窄的地方睡觉时，为了防止翻身时掉下来，身体一直不敢放松，醒来的时候，有肌肉疼痛的感觉。

是这样的。如果一边想着翻身危险，一边入睡，那么，睡眠中潜意识里会阻止翻身。当然了，肌肉也会用力。由此可见，如果平时反复做训练，使其成为一种无意识，那么，睡着以后是不是也有可能这么做呢？像这样，在日常生活中，如果经常做收腹训练，强化腹肌或提高热量消耗的目的就自然而然地实现了。

挑战腹式呼吸法收腹训练

平时站立的时候，会不自觉地使用被称作抗重力肌的脊柱或腰部肌肉；躺着的时候，这些肌肉则处于松弛状态。鉴于放松状态下，大脑的指令只发给腹部的肌肉和呼吸肌，所以和其他时候相比，躺着的时候更容易按照想象活动肌肉。站立的状态下做不好收腹训练的人，可以躺下来试试，这就是"腹式收腹训练呼吸法"。掌握了这个呼吸法，说不定睡着的时候也能做收腹训练。具体的做法如下：

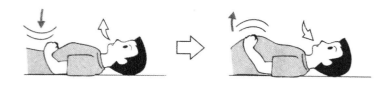

① 首先请仰面平躺。

② 把双手重叠放在肚子上。用手掌慢慢地将肚子往下压，同时吐气。此时，肚子稍稍用力抵抗手掌的压力，效果更好。

③ 等气吐尽之后，手掌的力量不变，在稍稍放松的状态下，一边吸气，一边把肚子鼓起来，用腹肌的力量将重叠放在肚子上的手掌推出去。

反复做②和③的动作。

做这个运动时，呼吸节奏如平常或略缓，腹肌以外的肌肉不要用力。晚上，睡觉之前最适合做本项运动。本着放松心情的想法，做到睡着之前。躺下马上就能入睡的人，请最少做10次，可能的话做20次。

腹式呼吸法收腹训练，并非肋骨侧向扩张的胸式呼吸，而是横膈膜上下起伏的腹式呼吸。

吐气时，无论怎样做都会把肚子鼓起来的人，可以按住肚子出气，并且只能在肚子膨胀时呼吸，这样做会容易一些。

不只吐气时腹肌用力内缩，吸气时也要腹肌用力将肚子挺起，因为这份力用在腹肌上，更让腹部的脂肪得到消耗，提高训练效果。

锻炼胸大肌防止老化

锻炼胸大肌能获得梦寐以求的倒三角式的健美体魄。纵然明白这个道理，我也不擅长持续肌肉锻炼，或者摄取蛋白质。因此，在生活的各种情景中，利用了上述的空气训练法。

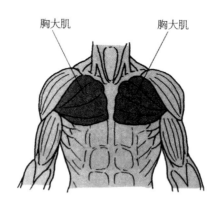

我想，如果加强胸肌的力量，肌肉量应该会增加。像前面叙述的那样，想象给手里的包增加负荷，假设包是 5 千克的杠铃，慢慢地上下举着那个杠铃走路。虽然没有每天坚持，但是，3 个月后，我的胸大肌还是隆了起来。

因为这个动作只要用力收紧胸大肌就行，并不受时间、地点的限制，坐在电车的椅子上可以做，站立时抓住车上的吊环也可以做。请一定在各种场合试一试。

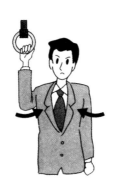

膝盖痛、腰痛时也能训练

膝盖或腰有疾患不能运动，导致体重增加、病情恶化的患者为数不少。那么，介绍几种因疼痛而身体很少运动的人也能做的运动。

水中步行

膝盖有病的人，常被推荐的康复训练是在水中行走。水中的浮力能减轻膝盖的负担，只需要轻轻地运动，肌肉就能得到锻炼。并且，由于有水的阻力，慢走也能适量地加大负荷。然而，能够水中步行的场所太少，即便有，跑到那里去锻炼也很不方便，而且还有换衣服的麻烦、花钱等问题。因此，我向大家推荐"膝盖的屈伸体操"。

坐着训练肌肉的"膝盖的屈伸"体操

　　首先，上半身和膝盖成 90 度坐在椅子上。上半身坐不直的人不要勉强，请把膝盖的角度，调整到疼痛最轻的接近 90 度的状态。

　　这个时候，脚掌用力往下压地板，由于和平常坐着时的角度一致，所以，基本上没有因活动膝盖而产生的疼痛感。

　　我们将脚上用力的动作称为"屈"，放松的动作称为"伸"，反复重复这两个动作。仅仅如此，膝盖周围的肌肉，就能得到

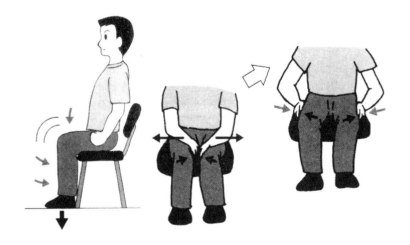

充分的锻炼。在此提醒大家注意的是，"屈"的时候吐气，"伸"的时候用力吸气。屏气的时候血压会上升，请一定要注意。

"屈·伸"体操做得顺畅了，再把手掌放在膝盖中间，两腿用力紧紧夹住手掌，和"屈·伸"体操同样的呼吸。反复做 5 次。接下来把两手放在膝盖的外侧，向内侧用力推，膝盖用力向外反顶，手和脚形成力量的对比。

睡着时训练肌肉力量的"睡眠瘫痪症"体操

膝盖疼痛，坐着都艰难的人，一定有吧！但是没关系，睡着的时候也可以做空气训练。那就是"睡眠瘫痪症体操"。

所谓睡眠瘫痪症指的是，大脑清醒身体却在睡眠中，或大脑发出指令、身体却不能执行的状态。不妨特意制造出这种状态，不用活动身体，就能收紧放松各处肌肉。

首先，全身放松平躺，肩胛骨收紧，两只胳膊贴于两侧，腋下夹紧，用力挺胸，像是要把膝盖拉直一样用力伸脚。同时静静地吐气，然后再吸气放松。

反复做 10 次这个动作。在此需要注意的是，刚开始不要过于用力。人类如果不控制自己的力量，能把自己的骨头折断，被称为着火现场的傻力气指的就是这个。因此，须量力而行，在身体不产生疼痛感的范围内用力。习惯以后，再慢慢加力也无妨。但是，请控制在第二天感觉到轻微肌肉痛的限度之内。

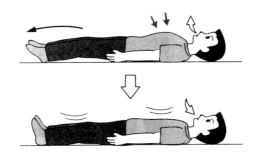

躺着训练腹肌——"空气腹肌"

腹肌运动是躺着的状态下抬起上身的训练方法。但是，像第1章中所说，腹肌运动，会把相当于上半身几倍的重量加在腰上，增加腰的负担。所以，腰部力量比较弱的人容易引发腰痛，严重时也可能扭腰。弯曲膝盖，多少会减轻腰的负担。然而，即使这样，对于肌力弱的人也是危险的。

在此，我向大家推荐"空气腹肌"。只需躺着、绝对不用抬起上身就能实施的腹肌运动。

首先，仰面平躺，和抬起上身仰卧起坐时一样，腹肌用力。

但是，这项训练是上半身不抬起来，腹肌用力，假装抬起上半身的动作。

先扭动右半身，腹肌用力假装抬起上半身做仰卧起坐运动。保持此姿势，慢慢吐气3秒钟，然后一边吸气一边放松。接着左半身也做相同的动作。其间身体保持不动。

如果平躺做不好这个动作，尝试伸直右脚，右侧腹肌用力并有意识地把右腿引向身体。持续5秒钟，左脚再做同样的动作。手臂应放在身体的旁边，用力夹紧效果更好。

第3章

有益身体的**饮食**方法

——饮食疗法基础篇

减肥反复失败人群的饮食习惯

为了减肥，适度的运动和饮食疗法是必不可少的。事实上，意想不到的饮食习惯，极大地影响了减肥的效果。首先，让我们从重新审视自己日常的饮食习惯开始。

吃饭快

吃饭快的人，往往没有认真咀嚼就把食物吞咽下去。被充分咀嚼好的食物，变成容易消化的形状送到胃里，但是，没有咀嚼好就吞下去的食物，则需要长时间消化，增加了消化器官的负担。

而且，吃饭快有引发饭后血糖值上升的危险。这有点像廉价商品出售时，等待买货的人很多，店门一打开，所有人蜂拥而至，一齐奔向不同的柜台，然后排着长蛇一样的队伍等待付款。大家一齐奔向付款处的场面，类似于饭后的血糖值上升。吃饭的时候，各种营养的血糖上升，如图5所示。

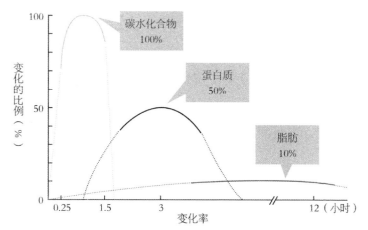

图5　三大营养素改变血糖的速度和比例

出处：池田义雄监译，成宫学、竹村彻译：《Life with Diabetes糖尿病教室完备指南》，医齿药出版，2001年。

为了降低上升的血糖值，根据血糖值上升的比率（加快的速度），需要分泌适量的胰岛素。根据胰岛素的分泌量，适量的糖分被送入细胞，剩余的部分就作为脂肪储存起来。总之，如果血糖突然上升，脂肪也会相应增加，结果导致体重增加。

限制入场，把人数控制在付款处可以容纳的范围内，可以避免付款时的混乱。也就是说，一口一口地吃，饭后血糖值会慢慢地上升，胰岛素的分泌量也能被控制，从而，送入细胞内的糖分减少，就不容易发胖。

不吃饱不罢休

饱腹感的产生与这几个因素密切相关：血糖值上升，刺激丘脑下部的饱腹中枢神经，大脑收到饱腹的信息，这是主要的程序。也就是说，血糖值上升到一定程度时，空腹感就被抑制了。每个人的糖分代谢状况（胰岛素的抵抗性等）、身体状况不同，饱腹中枢神经察觉到血糖值上升的时间也不同，一般是15 ～ 20分钟。因此，吃饭快的人，大脑来不及有饱腹感，就会一直吃下去，以至于在饱腹中枢神经感觉到血糖值上升之前，胃已经被食物填满了。这样当然容易肥胖，不舒服，需要服用胃药，有时候，还会伴随呕吐。所以，平时尽量避免吃饭快，并且养成每餐只吃八分饱的好习惯。

喜欢辛辣等刺激性强的和热的食物

你能够持续长时间咀嚼辛辣食物，或者刺激性强的食物吗？估计大多数人的回答是"不"。其实"辣"不是味觉，而是痛觉。与其他味觉不同，辣会刺激舌头后面的痛觉受容体。也就是说，感觉到辣是需要时间的。平常吃第一口时没有感觉太辣，而是越往后才慢慢地感觉到很辣，就是这个道理。感到辣之后，身体为了回避长时间接受痛觉刺激会选择把食物快速吞咽下去。其结果是，吃得太快，导致肥胖的危险性增大。

吃热食物也是同样的道理。因为太热，几乎不能慢慢咀嚼而整个吞咽下去。为了防止快速进食，建议把热的饭菜稍微放凉一些再食用。

喜欢盐味重的菜

辛辣食物中常用的一种调味料是红辣椒，5克红辣椒（大约10个）就有17大卡的热量，而盐的热量是零。因此，即使食用了盐分高的料理，也不会马上变胖。但是，与辛辣食物同样，盐味重的料理，不容易慢慢地食用。实际试一下就知道，如果慢慢地食用盐味重的料理，舌头会感觉到痛。身体会记住这种感觉，无论如何都会快速地吃下去，结果就是不仅容易发胖，还会因口渴需要补充大量的水分。如果喝清凉饮料，热量又会增加。尤其是下酒菜中盐分高的更多，必然会增加饮酒量，导致摄取过多的热量。结果可能还会引起高血压、肝功能障碍、糖代谢障碍、脂质异常症、高尿酸血症等病症。

喜欢油腻食物

碳水化合物、蛋白质、脂肪，被称为三大营养要素，请注意每一种含有的热量。1克水化合物和蛋白质含有4大卡热量，而1克脂肪则含有9大卡热量，是前两种的2倍多。如图6所示，作为营养素摄取的脂肪，会使血糖值上升大约10个百分点，即使食用量不多，但高热量也会导致体重增加。形成美味的成分，有大家熟知的谷氨酸、肌苷酸、鸟苷酸、脂肪等。把富含脂肪的食物放入口中，会分泌出被称为脑内麻醉药的多巴胺和脑啡。在生物进化的过程中，喜欢摄取卡路里高的脂肪部分，被认为是这种运作方式之一。

喜欢食用油腻食物、不断分泌脑内麻醉药的人，已经陷入了控制不住吃油腻食物的困境。有实验证明，长时间持续食用高脂肪的食物，会处于依赖与毒品同样水准的海洛因和可卡因的状态，比戒掉尼古丁和酒精还要困难，如图6所示。

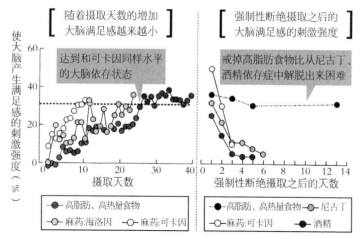

图6　吃奶酪蛋糕的野鼠和食品中毒的问题点

出处:《吃奶酪蛋糕的野鼠和食品中毒的问题点》, *Nature Neuroscience* 13，529–531，2010。

　　琉球大学的益崎裕章教授，在使用老鼠做实验时发现，糙米的成分有减轻脂肪诱惑的作用。

实验中提供了高脂肪食物（脂肪含量45%、碳水化合物含量35%、蛋白质含量20%）和普通食物（脂肪含量10%、碳水化合物含量70%、蛋白质含量20%）两种，让老鼠自由选择，结果，它只吃非常喜爱的高脂肪食物，最后变得越来越胖。

然而，在普通食物和高脂肪食物里分别加入糙米，老鼠开始选择加入糙米的普通食物，体重的增加也控制到了一半。如图7所示。

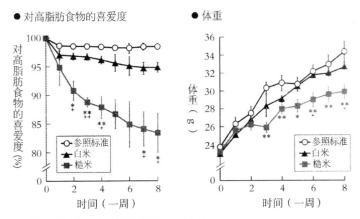

● 对高脂肪食物的喜爱度　　　● 体重

由于混合喂糙米，老鼠就不选择高脂肪食物。
伴随着高脂肪食物摄取的减少，体重的增加被控制住了。
*p＜0.05、**p＜0.01vs control、+p＜0.05、++p＜0.01vs白米（在统计中有差别）

图7　用糙米的饲料喂养，老鼠对高脂肪食物的喜爱度下降
出处：摘自平成24年7月17日日本琉球大学出版物发表的资料。

糙米中含有的谷维素成分，具有降低对高脂肪食物依赖性的效果，所以，糙米有利于抑制肥胖。

无论如何都无法减少油腻食物摄入的人，建议把主食换成糙米试一试。

在外面吃饭次数多

餐饮业，特别是连锁店等提供的料理，为了满足各种各样的顾客需求而进行调味和定量，并且有提供便于大量烹饪、获得高收益商品的倾向，导致简单短时的油炸食品，以及很多人都喜欢的味道浓的料理过多。同时，为了提高收益率，一般不会使用新鲜蔬菜等价格高的食材。综上所述，一定要注意在饭店吃饭次数太多，有发胖危险的饭菜难免被食入。

还有，在饭店吃饭必须格外留心被称作"双碳水化合物"的米面套餐。由于吃掉很多的碳水化合物，午休时间又有限，不知不觉地就加快了吃饭速度，更容易引起饭后高血糖。

喜欢吃零食

喜欢吃零食的人很多。但是，零食不仅妨碍减肥，更有损害健康。作为致胖的原因，垃圾食品是近年来被关注的项目之一。

垃圾食品是指多盐分、高脂肪、多糖分、高热量的，维生素、矿物质、食物纤维等重要营养物质则含量少的食物，从英文单词Junk的"废物"意思演变而成。英国食品标准局对垃圾食品的定义是：高热量、高盐分，并且含有大量糖分的食物。

大家对"垃圾食品中毒"一词或许不太熟悉，它是指食用垃圾食品而引起的各种各样的疾病障碍。美国研究表明：食用垃圾食品，就像吸毒一样，脑内会分泌大量的吗啡和多巴胺，刺激脑部快乐中枢神经，从而引发中毒症状。下面介绍其中的一部分。

美国佛罗里达州斯克里普斯海洋研究所的肯尼·罗伯斯博士、保罗·约翰逊博士，用2周左右的时间进行了试验。他们喂白鼠奶酪蛋糕、培根和香肠，这些食物的热量是平常的2倍，之后，即使对白鼠进行电子刺激，他们也无法停止食用以上食物。也就是说：小白鼠已经无法控制自己的食欲了。他们在后来的研究中还发现，在咖啡因中毒患者的脑内，出现了大量多巴胺而导致多巴胺 D_2 受容体活性低下的现象，这种现象也出现在了垃圾食品中毒的白鼠脑中。因此，垃圾食品中毒和咖啡因中毒症状相同。

这个试验的人类版本，是 2004 年上映的美国纪录片《超重的我》。主人公斯普尔洛克为了证明快餐是不健康的，连续 30 天每天吃麦当劳的汉堡包和薯条。结果，体重由 84 千克增加到 95 千克，体内脂肪由 11% 上涨到 18%，而且，BMI（肥胖度）也从 23.7 上升到 26.9。更加严重的是，还引起了脂肪性肝炎。

食品科学家史蒂夫·佩里在"人们为什么喜欢吃垃圾食品（*Why Humans Like Junk Food*）"为题的论文中，从以下几个方面，阐述了难以放弃垃圾食品的理由。

● 食用咸味、甜味、香味等食物时，放入口腔中的快感。

● 食品含有的蛋白质、脂肪、碳水化合物的比例被调整过，反复刺激脑部，让你上瘾，产生忍不住不吃的欲望。

● 一种食物中含有多种味道用来刺激脑部。外面脆脆的、中间夹着软软的奶油的夹心饼干就是其中一种。

● 促使唾液分泌，刺激味蕾。比如：黄油、巧克力、色拉调味汁、冰淇淋、蛋黄酱等乳化食品。

● 在口中会融化，对脑部造成"比实际吃的量少"的错觉，因此即使摄取了不少热量，也会做出"还没吃饱"的错误判断。

以上就是为何停止不了吃垃圾食品的原因。

对待这些垃圾食品的方法就是：①不买那类食品。②避免重复食用同一种食品，尽量每次食用不同的料理。③找到适合自己的解压方式。垃圾食品中毒的人，就是因为感觉到压力时才想吃东西，从而分泌大量多巴胺，达到释放压力的效果。压力大时，必须找到食用垃圾食品以外的解压方法。

控制购买欲的对策

拒绝储购。回家的路上有随便买垃圾食品习惯的人，首先做到不买。忍耐不住的时候，只带够买一种零食的钱，先回家后再出来买。

释放精神压力的对策

最常见的一种解压方法是运动。活动身体可以促进血液循环，放松心情。调整呼吸也是解压的好方法。本书介绍的收腹训练和空气训练，一边锻炼肌肉一边有意识地进行腹式呼吸，可以调整呼吸。不妨一试。

喜欢吃水果

呼吁大量食用蔬菜和水果，是国际上提倡的健康饮食方法之一。实际上，有很多人已经在实施早餐水果减肥和早餐水果健康法。

下面详细介绍限制糖分的饮食方法。早餐摄取一定量的糖分，对身体非常有益。水果中含有大量的维生素 C 和食物纤维，消化时也不太需要能量。并且，水果中的果糖是缓慢地被血液吸收，不会出现血糖值急剧上升的情况，是理想的早餐食谱。

但是，晚餐食用水果则需要注意。晚餐后的水果甜点，其热量就变得多余了。

在外边吃套餐时的水果，其热量一般都是经过计算，营养平衡也适当，我认为没有什么问题。但在家里，吃过晚饭后再吃的水果则不然。健康人一般没关系，但对于糖尿病患者，水果则有使血糖值大幅度上升的危险。晚餐喜欢吃水果的人群，可以早餐食用，计算每天摄取的热量，达到营养平衡。

晚餐吃得晚

早餐和午餐摄取热量的大部分，在当天的各种活动中被消耗掉。可是，很多人晚餐后基本上不活动，此时摄取的热量被消耗得很少，而作为脂肪储存起来。必须很晚才吃晚餐时，建议食用以蔬菜为主、碳水化合物和脂肪少的料理。

不吃早餐

关于不吃早餐的理由五花八门。有的前一天晚餐吃太多，还没有饿的感觉；有的早晨睡懒觉，没有时间吃等。人们往往认为，一顿不吃不会对健康有什么影响，有人还认为可以减肥，而实际上，不吃早餐给身体造成了很大的负担。首先，我们看看，吃早餐和不吃早餐时血糖值的变化。

图 8 是 10 名健康成年人（年龄 46.7±3.9 岁、体重 76.3±3.1 千克、BMI26.1±1.1）的数据。

首先，从检查前一天的 18 点以后开始禁食，把 10 个人分成 2 组，一组第二天吃早餐、午餐，另一组不吃早餐、只吃午餐。接下来测量血糖值的变化。

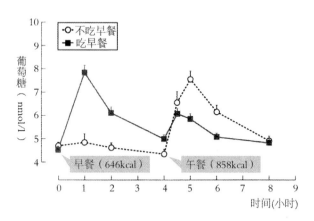

图8　血糖

出处：《关于第二餐现象和人的肌肉的糖原储存的强化关联》，
Clinical Science 117，119−127，2009。

图8显示：不吃早餐的这群人，同样摄取了858千卡的热量，但是，午餐后的血糖值与吃早餐时相比急剧上升，并且高血糖持续几个小时。这一现象，说明以下几点：

① 由于未得到食物的糖分补充，为维持一定量的血糖值，胰岛素拮抗荷尔蒙分泌过多，血糖值上升；

② 用来维持血糖值的荷尔蒙已经被分泌，这时再吃午餐，导致血糖值快速上升；

③ 与吃早餐相比，不吃早餐者午饭后高血糖值持续时间长；

④ 不吃早餐，晚餐前的血糖值不容易下降。

还有，体温一般吃饭后才会有所上升，不吃早餐往往整个上午都处于低体温状态，基础新陈代谢率降低，时间长了则会形成易发胖体质。

而且，人体内部的消化系统是把食物送到胃里，通过肠子蠕动，把粪便送到肛门的，具有胃结肠反射的功能。不吃早餐，胃结肠反射就无法完成，容易引起便秘。

综上所述，不吃早餐易导致体温和血糖值上升效果不佳，注意力下降，判断力不灵敏，对工作造成影响。从图9可以看

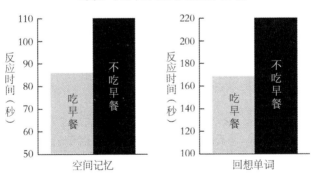

图9 早餐摄取的有无与记忆力的关系

出处：David Benton and Pearl Y Parker，《早餐、血糖和认知》，*American journal of Clinical Nutrition*，1998 年修订。

出，吃早餐与不吃早餐，其空间记忆和回想起单词所需的时间有明显差别。

经常多吃几碗饭

日本人经常将米饭和菜一起放入口中，在咀嚼中感受饭和菜的综合味道。菜是为了和饭一起吃，所以调味会重一些，这也是多吃米饭的原因之一。

有的人喜欢少吃菜多吃饭。当然，每一口的米饭多了，容易不认真咀嚼就吞咽下去。这样的吃法容易造成吃饭快，血糖值急剧上升，容易发胖。因此，请留意每次放入口中的米饭量不要太大。

不能剩下饭菜（家人剩下的饭菜经常全吃掉）

有些人觉得，不吃光桌上的饭菜，对不起做料理的人。而且，把家人剩下的食物也全吃掉。这样的人，发胖的概率很高。

经常边吃饭边看电视等，有边吃饭边做事的习惯

我以前经常一边吃饭一边看电视，电视节目不结束就不离开餐桌。有时候已经吃饱了，还继续吃，不知不觉就吃了很多。其结果是，努力减肥减掉的那部分马上反弹回来。如果吃完饭，立刻收拾碗筷和餐桌，就可以戒掉继续吃的坏习惯，避免了摄取多余的热量。因吃自己想吃的食物而发胖，情有可原，但是，减肥可以从不吃多余的、不吃家人剩下的饭菜开始做起。

晚上喝酒时一定要有下酒菜

喝醉酒时，不仅食欲大增，而且饱腹感会变迟钝，不知不觉就吃下很多。高热量的下酒菜，再加上酒精本身的热量摄入度相当高。对于像我这样没有下酒菜不喝酒的人来说，只需要戒掉晚餐时的酒，就能对减肥起到相当的辅助作用。

喝过酒还要吃碗拉面才算结束

为了分解体内的酒精，需要丙氨酸、谷氨酸、锌、维生素 B 等营养素。其中的丙氨酸、谷氨酸、锌，在拉面中含量很高。正因为身体急需补充这些营养素来快速分解酒精，才会导致酒后想吃拉面。

另外，酒精有利尿的作用，以钠为主的多种营养素也随之被排出体外。补充这些营养素，也是酒后想吃拉面另一个理由。

不用说，喜欢拉面的人很多。这也是日本拉面店直到深夜还营业的原因。但是，需要注意的是，拉面中脂肪含量相当高，酒后一碗拉面，相当于多摄入至少 500 千卡的热量，导致血糖值和中性脂肪上升，体重增加。由于盐分的过量摄入，更容易引起浮肿和血压升高。所以，酒后有吃拉面习惯的人，再有这种想法时，要把两者的热量加在一起计算调整，对身体会更好吧！

改变对饮食的思考方法

品尝美食是很愉快的事。对于喜欢的食物，更想慢慢地细细品尝。这和减肥密切相连，吃饭的时候只要稍微改变思考方法就行了。

如果多花一些时间吃会更加美味

我以前不得不在繁忙的工作间隙进食，久而久之形成了快速吃东西的习惯。现在的企鹅体型（往往由代谢综合症引起）也许就是快速进食的后果。而且，快速进餐，在妨碍减肥的同时，也失去了享受美食的快乐。

举个例子。假设朋友请客吃晚饭，刚刚吃完，朋友说："今天的料理，花了 10 万日元，味道怎么样啊？"相信几乎所有听到此话的人都会后悔："这么贵的美食？之前怎么不说呀！那样我们就能仔细地品尝、慢慢地享受啦！"

正是如此，为了好好品尝美味，绝大多数人都应该花比平时更长的时间慢慢地吃。

在此，请回想一下平时吃东西的情景。是不是把食物放进嘴里，马上又把筷子伸向其他的菜呢？让我们模拟一下此种情景下，大脑进行着怎样的味觉情报处理。边咀嚼口中的菜肴，边想象眼前的食材做成菜肴时的味道，思考着嘴里食物的味道中，再添上哪一种？——一边想着怎样才能更满足，一边选择下一口吃什么。在这个过程中，两种以上的味道从储存的记忆库中被调出来做比较，再加上正在口中咀嚼着的食物，三种以上的味觉情报同时传入大脑。而人的大脑总会优先处理下一个想吃的、眼睛所看到的食物的味道情报。因此，嘴里食物的味道往往会变淡。

高价的料理、稀少的食材，要慢慢地品尝。不要把目光移到下一个想吃的料理上，集中注意力品尝正在嘴里的食物，咂摸其味道。在慢慢咀嚼的过程中享受味道变化的快感。大多数人认为，味觉是把食物放在嘴里咀嚼，通过舌头和口腔黏膜接触、产生刺激而感受到的。其实不然。味觉是食物被唾液融化，传递给味觉感应器官——味蕾之后才有的感觉。

吃得太多对身体有害

吃自助餐时，想没想过放开肚皮把本钱吃回来呢？以前我就是这样的。喜欢的食物一个劲儿地往盘子里放，明明已经吃得很饱了，一想到可以随便吃、得把本儿吃回来，就想再吃点儿什么，经常吃到肚子胀得难受。而且吃饱以后，再吃什么好东西也不觉得是美味了。无论多么喜欢的食物，如果因为吃得太多而不知其味，对食物而言也是一种失礼的行为。

我在五个兄弟姐妹中排行第二，小时候能大吃一顿，简直就像是做梦。因为不快点儿吃，就会被兄弟姐妹们抢光。但是，自从注意到"吃太多＝没花足够的时间享受食材的美味＝没能仔细地品尝味道"之后，我的想法发生了改变。即便是自己非常喜欢的食物，一次吃太多，就无法仔细品尝食物的真正味道。与多吃的喜悦相比，更想追求慢慢品尝和细嚼慢咽的满足。

消除不必要的忍耐

过量吃喜欢的食物而肥胖的人，只要克制一下，就会有明显的减肥效果。这种方法虽然见效快，但可以肯定地说，一定反弹。一旦克制不住，猛吃一顿，好不容易取得的一点成效，就会轻而易举地消失殆尽。很多人向我诉苦，面对喜欢的食物忍着不能吃，活着还有什么意思。我也有同感。

在此，让我们改变一下思考方式。试着想一想，"喜欢的食物，如果不比平时吃得更有滋味，那该多可惜"。海外旅游的时候，连续数日吃不到日本料理。回到日本后，最先吃的寿司、荞麦面、和式饭菜，往往比平时美味得多。试试把这种感受用到减肥当中来吧！不是为了减肥而克制不吃喜欢的食物，而是为了吃得更有滋味而减少次数。隔一段时间没吃，才会感觉味道更美。怀着这样的认识，也许还能想出其他品尝美味的方法。

饮食疗法的误区

在此，从一般被认为减肥有效果的方法当中，介绍几点需要注意的事项。

减少吃饭的次数可以减肥吗？

理论上讲，减少一天中吃饭的次数，摄取能量的总数也会减少，血糖值的上升次数也会减少，还可能预防动脉硬化、减少心血管疾病死亡率。但是，人的身体往往不遵循理论上的原理。把一日三餐改成一日两餐，很多人都简单地认为减少的那部分热量有助于减肥，可是，一日两餐，中间间隔的时间变长，不得不抵抗更强烈的空腹感，用餐时，更容易吃得快，造成反弹。而且，饭后高血糖的危险性也提高。

有人还会觉得，因为减少了一次的饭量，稍稍多吃一点儿也没有关系，不自觉地容易吃多。同样热量的食物分三餐吃，和分两餐吃相比，后者血糖值上升的速度更快，持续时间也更长，脂肪细胞积存，体重就会增加。

过多减少摄取的热量对吗？

一般认为，像收入减少后会控制支出一样，过多减少摄取的热量，燃烧积存的脂肪，能有效地减肥。实际上，在脂肪被燃烧的同时，肌肉的构成成分蛋白质也被分解。理想的减肥是，不减肌肉量，靠燃烧脂肪减轻体重；每天要认真摄取使肌肉中的蛋白质不被分解的适量的热量。

日本厚生劳动省[①] 2014 年 3 月公布了《日本人的食物摄取标准（2015 年版）研讨会报告》，根据年龄、性别、身体运动水平的差异，列出了需摄取食物热量的标准一览表。由于不同人的身高也存在差别，请只作为大致的参考。

---

① 厚生劳动省，日本负责医疗卫生与社会保障的主要部门，隶属日本中央省厅。

表4 不同年龄、性别、身体运动水平需摄取的食物能量标准

性别 身体运动水平 年龄	男性			女性		
	低	中	高	低	中	高
6～7 岁	1350	1550	1750	1250	1450	1650
8～9 岁	1600	1850	2100	1500	1700	1900
10～11 岁	1950	2250	2500	1850	2100	2350
12～14 岁	2300	2600	2900	2150	2400	2700
15～17 岁	2500	2850	3150	2050	2300	2550
18～29 岁	2300	2650	3050	1650	1950	2200
30～49 岁	2300	2650	3050	1750	2000	2300
50～69 岁	2100	2450	2800	1650	1900	2200
70 岁以上	1850	2200	2500	1500	1750	2000

　　还有，摄取热量持续过分减少，身体会陷入能量供给不足。结果往往导致整个身体改换成节约模式，基础代谢降低。基础代谢的降低与减肥的关系已经说明过了，就算进食恢复了原来的量，这种节约模式也会持续很长时间。这种情况下，即使恢复到限制热量摄取之前的摄入量，代谢也跟不上，反而会增加体重。而且，一直忍耐的逆反作用超量吃的话，更会发胖。

摄取低量碳水化合物的方法是减肥的捷径，而且不反弹吗？

低碳水化合物减肥指的是，限制粮食和薯类中的含糖分物质、以蛋白质和蔬菜为中心的饮食结构。减少碳水化合物，既能防止血糖值的急剧上升，又能控制上升了的血糖值下降时产生的空腹感。因其食物限制的痛苦少一些，被减肥工作室和部分医疗机构作为控制糖尿病患者的血糖值、减轻体重的手段所采用。

这种低碳水化合物减肥真的是减肥的快捷之路吗？也真的不反弹吗？在思考这些疑问之前，先温习一下关于代谢构造和体重减少的关系吧！

控制人体全部脏器的中枢神经系统的神经细胞，是以葡萄糖为能量源进行代谢的。葡萄糖主要是作为糖原被储藏在肝脏和肌肉组织里，以1个葡萄糖分子、4个水分子的结合体存在。也就是说，糖原被分解的同时，水分也会随之失去。按照1个分子的葡萄糖（分子式：$C_2H_{12}O_2$、分子量：180）对4个分子的水（分子式：H_2O、分子量：18）计算的话，以180∶（18×4）

= 5 : 2 的比率，重量减少的 2/7 是水分。

英国的著名杂志 *England Journal of Medicine* 上发表过饮食不同与体重变化的关系图表，如图 10 所示。

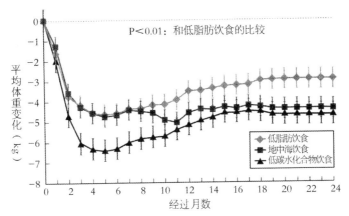

**图 10　低碳水化合物饮食、地中海饮食、
低脂肪饮食与体重的关系**

出处：*New England Journal of Medicine*，2008，359：229–241。

从图 10 中可以看出，低脂肪饮食、低碳水化合物饮食、地中海饮食①当中，最初的 3 个月，吃低碳水化合物食物的明显体重下降。但是，再往后，看不到体重的大幅度下降，1 年之后，和地中海饮食的群体基本上没有差别。

---

① 地中海饮食，以粮食为主食，大量食用蔬菜、水果、豆类等植物性食品，以及奶酪等乳制品和新鲜的鱼类、贝类，还有从橄榄油中摄取 omega-3 系不饱和脂肪酸等的饮食结构。

开始食用低碳水化合物饮食，半年之后体重反而增加，和饮食诱导产热（Diet Induced Thermogenesis，简称DIT）有关。

饭后，体内吸收的营养素被分解，其中的一部分变成体热被消耗。也就是说，吃过饭之后，即便是安静地待着，代谢量也会增加。我们通常把这种代谢的增加叫作饮食诱导产热。这种代谢增加消耗的能量，根据摄取营养素的不同而有所差异。只摄取蛋白质消耗的能量是摄取热量的30%，只摄取糖质消耗的能量是摄取热量的约6%，只摄取脂肪消耗的能量是摄取热量的约4%。低碳水化合物饮食，活动中所需要的热量大部分来源于脂肪，脂肪占食物热量的比率增加，摄取糖质所消耗的能量（占摄取热量的6%）和摄取脂肪所消耗的能量（占摄取热量的约4%）的就会减少。

如图11为用老鼠做动物实验的结果。分别检查标准饮食（SC）、脂肪和胆固醇多的西洋饮食（WD）、低糖质高蛋白饮食（LCHP）这三种饮食方式下老鼠动脉硬化的进展情况。箭头指的地方是动脉硬化的巢，脂肪和胆固醇多的饮食形成动脉硬化更明显。与此完全相同的结果并未在人类身上被发现，但是，最起码，由于低碳水化合物减肥造成脂肪代谢变坏的人，最好避免连续进行过度的低碳水化合物方法减肥。

6 周

12 周

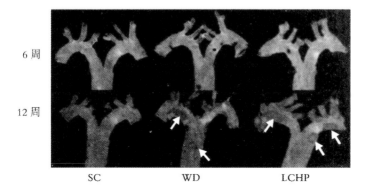

SC   WD   LCHP

图 11 三种不同饮食下老鼠动脉硬化的进展情况

出处：《低碳水化合物高蛋白饮食对血管的影响》，*Proceedings of the National Academy of Sciences of the States of America*，2009：106（36）、15418—15423。

第4章

一口气去掉脂肪、赘肉！
不发胖的饮食方法
——饮食疗法应用篇

改变平时的饮食方式

认为我不能吃、吃了会发胖，因此而忍耐的话，大脑中不知不觉地就会一直想着那个食物。在应激反应的作用下，人们为了排解不愉快的心情就会关注另外的食物，通常会出现获取比前一种食物热量更高食物的倾向。在此，我们介绍一种，稍微动动脑筋，不用忍耐，即使吃同样的食物也不会发胖的饮食方法。

认准是高级食品

时间紧张的时候，往往会由于着急就将食物连吞带咽。这种情况下，因为肚子饿，同时督促着自己必须在短时间内吃完，往往没来得及品尝食物味道，就连吞带咽地送到胃里。

但是，如果食用的是高级食物的话，肯定会产生"不细细地品尝味道真是太可惜了""对不住为我们做菜的人"这样的想法。追求美食的人都知道，高级食物不细细品尝的话一定会是个损失。

在品尝中，也可能有这样的人，他们在慢慢地品尝中就已经吃饱，然而由于时间不够，美味食品剩下又太可惜，反而快速吃光。

不过最近，只要不是生鲜食品，可以打包带回家的饭店也在增加。剩余的食物带回来，可以用来做第二天的盒饭，既省掉了做饭的时间，也省掉了买菜的支出。如果抱着这样的想法，就有利于养成慢慢吃的习惯。

每次少量放入口中

一大块放入口中，嘴里都是食物，不容易咀嚼，同时需要咀嚼相当多的次数，而咀嚼过程中下颚疲劳时会有吞咽的倾向出现。针对这个问题最有效的解决对策是，每次一小口一小口地吃。

实际上，如果是昂贵的、稀少的食物，为了细细地品尝味道一小口一小口地食用理所当然。如果把一口的大小分成平常的 1/4，那么和原来大块儿的相比，其咀嚼次数就相当于 4 倍。

小口食用时有两个好处。

首先有利于消化。唾液的分泌量是根据食物的种类而非口中食物的多少而变化的，因此，放入口中的食物量减少到 1/4 的话，唾液的分泌量是平时的 4 倍。这种食用方法，特别适合老年人及患有各种后遗症的病人，或者由于药物副作用而引起的唾液减少的人群使用。即使唾液的分泌量不增加，仅减少每次放入口中的食物量就可以促进消化。口中的食物由于唾液而被一定程度消化，会改变味觉。所以，吃一口可以得到两种美味的感受。并且，所吃食物在口中被消化的那部分，也减少了对肠胃的负担，还可能缓解由于胃酸过多引起的积食，减轻甚至消除胃灼热症状。

另外一个好处是，食物的数量足够。

比如，一盘菜里虽然有了 5 种食物还是不能满足，有的人也许会无意再追加一种。但是，把 1 个分成 4 份的话就变成 20 个。吃掉 20 个既有满足感，也不用再追加食物了。根据情况，还有可能剩下一点，更容易做到减肥。

将面食切短再煮

"吃面条时需要有塞满喉咙的快感。"很多人都这么说。这种吃法立刻就能将面条吃完，但会有一种没吃饱的感觉。但是，容易截断的面条则不会有吃面时的快感。不知读者有没有这样的体验，切短的面条吃起来比较费劲，吃完一碗面需要的时间也变长了。也就是说，吃切短的面条比吃正常长度的面条花费的时间更多。我正是想利用这种效果。煮面之前将干面中间折断的话数量就是1倍，再折断就变成了4倍，更加不容易吃。但是，在外面吃饭的时候也不能对饭店的人要求"请把面条折断再煮"，只有把面放入口中的时候，用门牙咬断。至于那些认为用牙齿咬断面条的行为不甚优雅的人，我建议一根一根地捞着吃，这样吃完一碗面差不多也需花很长时间。

有效地使用筷子、刀和叉子

只需将平常吃饭时使用的筷子换成其他的东西，就会改变吃饭的速度。例如：吃日料的时候使用刀和叉子。菜肴用刀切成小块，饭放在叉子背上食用。这样，和用筷子吃的时候比，每一口的量会变少。

咖喱饭是几乎每个日本人都喜欢的料理之一，里面丰富的蔬菜，营养也均衡，但是有一点让人为难，那就是很快就吃完了。特别是比较辣的咖喱饭慢慢吃有困难。我胖的时候也是如此。因为在饥饿感消失之前就吃完了，所以不知不觉地就再加一碗，或者再吃些别的食物。后来，我开始改用筷子吃咖喱饭，这样吃完一顿饭要用很长时间，多余的食物不吃也有满足感。

以前，接受杂志采访的时候，关于如何在减少食用量上动脑筋这个问题谈了两个小时，用筷子吃咖喱饭的方法被采纳并大肆宣传。

对于用筷子吃饭有抵触的人，请使用咖啡的搅拌勺等小勺。因为出乎意料地多花费时间，即使食用量比平常的少也会有吃得很饱的感觉。

从蔬菜开始吃

依据大阪府立大学地域保健学区的今井佐惠子教授的说法，可以确认糖尿病人在吃饭的时候，先从蔬菜开始食用和先从碳水化合物开始食用，血糖值升高的状况是不同的。进餐后一个小时的血糖值差，最大可达到 100mg/dl。另外，含有大量食物纤维的食材有抑制血糖吸收的作用，所以先从蔬菜开始食用可以抑制血糖值的升高。（见图 12）

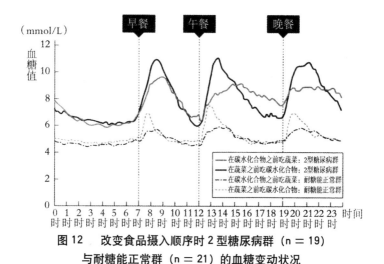

图 12　改变食品摄入顺序时 2 型糖尿病群（n ＝ 19）
与耐糖能正常群（n ＝ 21）的血糖变动状况

出处：lmai S，Kajiyama S et al Journal of Clinical Biochemistry and Nutrition 54：7-11，2014。

健康的人，虽然不像糖尿病人那样血糖值有较大的落差，但也是先从蔬菜开始食用后，血糖值的上升速度会相对缓慢。

重视早餐

近年来，午餐的减肥效果备受瞩目。殊不知，早餐是会影响到午餐血糖值的变化的。

图 13 是根据实验结果制的图表。

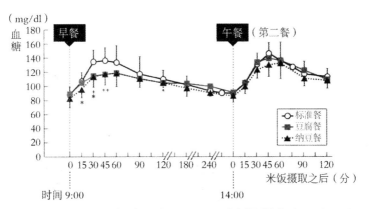

标准餐（平均+SD）、纳豆餐（平均-SD）、豆腐餐是平均值（n=10）。
*P＜0.05（纳豆餐）、+p＜0.05/++p＜0.01（纳豆餐)表示在各时间段纳豆餐和标准餐的显著性差异。（paired t-test）。

**图13　早餐、午餐食用标准餐、豆腐餐和
纳豆餐后的血糖反应**

出处:《爱知学院大学身心科学部纪要9号》, 31-38, 2013。

在午餐菜谱相同的基础上，准备 3 种不同的早餐菜谱。①－③的碳水化合物的量相等。

①标准餐：吃米饭组；

②豆腐餐：吃米饭和 400g 豆腐组；

③纳豆餐：吃米饭和 90g 纳豆组。

比较各种早餐和午餐后的血糖值、血糖值的变化总量，以及血糖上升曲线的平均面积（glucose area under the curve，简称 GAUC）的结果，就会发现了如图 14 所示的变化。

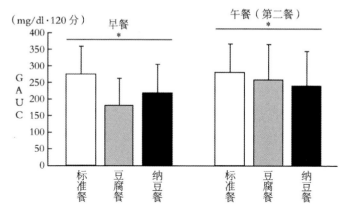

显示了不同早餐、午餐，血糖值上升曲线的平均面积(GAUC)+SD(n=10)。
*p＜0.05表示显著性差异（paired t-test）。

**图 14　早餐、午餐食用标准餐、豆腐餐和纳豆餐的血糖值
上升曲线的平均面积（GAUC）**

出处：《爱知学院大学身心科学部纪要 9 号》，31-38，2013。

豆腐餐能够抑制早餐后血糖值和 GAUC 的上升，午餐后的上升幅度也变小。

纳豆餐抑制早餐后血糖值上升的效果虽然没有豆腐餐那样明显，但是抑制午餐后的血糖值上升的效果却相当明显。同样是豆腐制品，却得出了不同的结果，我认为与纳豆比，豆腐含有更多的食物纤维。

现在科学研究已经证明，早餐食用含植物纤维多的豆类食品，可以预防午餐后血糖值的上升，在吃早餐的同时，要重新认识早餐吃什么的重要性。大家也可以亲身体验一下。

剩下一点菜

以前晚餐喝酒的时候，家人剩下的菜肴，我都会当成下酒菜吃掉，结果完全变成了代谢症候群体型。以数据计算的话，比如，每晚吃家人剩下的 30g 菜肴，虽然 30g 看起来不过一点点，$30g \times 365 = 10950g$，一年算下来，竟吃掉了这么多多余的食物。仅仅少吃这些剩余的食物，就完全可以收到减肥的效果。并且，每顿饭只剩下 10g 食物的话，减少摄取的热量，体重也自然会减少。

对于接受过不能剩饭的教育的人来说，这种做法不太容易接受。有些人建议"可以在盛饭的时候稍微减一点儿量"，但是，测量盛饭菜重量的人几乎没有。即便是刚开始的几天，确实减量了，过几天，无意识中又恢复了平时的量。总而言之，计划着每顿饭减一点儿量，然而实际上，大多数人还是回到了原来的状态。

针对此问题，我想出了"第二天盒饭"的对策。晚餐的时候，把饭盒放在旁边，在盛饭夹菜的同时，将自己的饭盒一点一点地装好。边吃边装，既可以延长吃饭时间，又比平时吃的量少，食物全部吃掉的满足感也会油然而生。并且，晚餐结束的同时，第二天的盒饭也准备好了，一举两得。请一定把这种做法当成每天的习惯尝试一下。

从喜欢的食物开始吃起

有的人愿意把最喜欢的食物放在最后吃。但是，在就餐的最后，基本已经吃得饱饱的了，即使这样因为喜欢的食物也会吃得干干净净。或许，还会给已经吃得饱饱的满足心情带来一丝不快。在那种状态下吃自己喜欢的食物，不是一种损失吗？

如果是喜欢的食物，更应该好好地享受。先慢慢地品尝喜欢的食物，肚子有满足感的时候，就可以停止吃了。但是，喜欢的食物往往有吃得快的倾向，请不要忘记慢慢地品尝。

吃饭的时候如果想到了要做的事情就去做

各位是否有这样的经历，在吃饭的中途想起一件事，做好了那件事，再回来吃饭的时候已经不饿了？这是因为随着时间的推移，血糖值上升，饥饿感就相应减少了。如果有意地制造一些这样的事情，无需与空腹感做斗争，我们就能达到减量的目的。吃饭中途去做其他事情，或许不太符合礼法。在此，我们试试看，取饮料、干净的盘子、调味料等，做一些和吃饭相关的事情或许会好很多。

立式自助餐对策

立式自助餐上摆放了让人眼花缭乱的各式料理。有时候因为人多，排长长的队才能取到想吃的食物。这时候，不留神就会盛很多菜。而且，手里拿着盘子站着吃，不知不觉吃得就快了，饮料也是站着喝的速度比坐着喝得快。在这里我推荐，积极地为别人取食物、取饮料。因为在排队的时候既不能吃，也不能喝，必然的，所吃食物的量就能减少。

对立式自助餐要抱着这样的想法，"与坐着就餐相比，站着有和很多人谈话的机会"。吃饭并非目的，而是给平时彼此谈话不多的人提供了交流和得到各种信息的机会，所以积极地、开心地交流吧。

零食对策

有些人可以不吃正餐但是不能不吃零食。因为零食是为了增加回头客而设计的口味，如第 3 章中所述，食品厂家在食物的味道和口感上下足了功夫。因此，本来只想吃一点点，却往往会控制不住吃掉一整包，结果追悔莫及。

这里，我介绍几种日常生活中可以轻松做到的、减少零食量的方法。

没事不要去便利店

下班回家途中，顺便到便利店买喜欢的零食，这种事常有。

到家后，正好肚子有点儿饿，如果没有东西吃，很多人也就放弃了。可是，这时候如果有顺便买来的零食，就会不知不觉地拿起来吃掉，增加身体的负荷。

便利店已经成为我们生活中必不可少的存在，各种各样的商品琳琅满目。想必不少人即使没有特别想买的东西也会顺便去转转。可是，这些行动给减肥带来了最大的障碍。即使不是马上需要的东西，面对琳琅满目的货架，很多人带着"什么也不买有点过意不去"的心情不由得也就买了。预防此类事情发生的最好对策就是没事不去便利店。可是，想吃的东西过于忍耐的话，会有偶尔顺便逛逛、大量购物的可能。在此，除非真的遇到无论如何都想吃的东西的时候才去便利店。

买东西时先将重的东西放入购物筐

试想，把超市里想买的东西一个接一个地放入购物筐里，购物筐会越来越重，越来越难拎。为了从重量中解放出来，人们常常会选择早点去排队付款。本着这个原理，是不是可以不买零食和多余的东西呢？除了需要买很多重东西，最好不使用购物车，或是先把重东西放入购物筐。

购物前做一次模拟演习

商店作为卖方，为了让客人买东西做各种各样的努力。比如，精心、引人入目的商品摆设，充满现代派艺术风格的轻松气氛，"今日促销""甩卖最后一天"等等颇具诱惑力的宣传语。客人被引人注意的词句所吸引，便不知不觉就买了不那么需要的东西，特别是食物。为了不被商店的促销战略俘虏，可以在脑海里先做个演习，如先把重的东西放入购物筐，事先规划好如何最短距离买到必需品等。

戒掉边做事边吃的习惯

我胖的时候，有边吃零食边看电视、看录像的习惯，而且一起喝的是酒类或者碳酸饮料。看DVD（特别是电影）的约2个小时内，一直没完没了地吃啊吃。而且，零食口味一般都比较重，酒类和饮料也就自然而然地超量喝，结果往往过多摄取热量。"一边做事一边吃"摄取的热量超出想象，或者有时候也会过于在意零食反而忽略了电影的情节，好不容易花时间看

DVD 却有点浪费了时间，于是有了停止边做事边吃、集中精力看 DVD 更划算的想法。最近，我戒掉了吃零食的习惯，饮料也换成了低热量的。

吃零食也用筷子

我觉得吃一口零食擦一下手太麻烦了，所以将一袋零食全部吃掉。这也是每次吃掉一袋零食的原因之一。尝试着用筷子吃零食。吃的时间延长，一个一个用筷子也会增加麻烦感，说不定吃着吃着就不想再吃了。

分成小份后再开始吃

有人认为零食一旦打开就会发潮。我也是持此见解的一员，基本上打开一袋会全部吃掉。但是，用小塑料口袋分开包装的话，可以不用担心潮湿。最近，有卖小袋包装的零食。我推荐购买此类商品。

饮酒对策

在日常生活指导的时候，有些患者是这样回答的："喝酒是为了解除疲劳，也有些数据表明有少量饮酒习惯的人可以长寿，因此我觉得维持现状是无可置疑的。"

然而，无论多么能喝的人，如果每天都喝酒的话，会增加肝脏和胰脏的负担。过度摄取酒精，大家都知道会滋生酒精性肝炎、酒精性脂肪肝炎，有肝硬化的危险，也给胰脏造成相当大的负担。如果出现了急性胰腺炎和慢性胰腺炎的胰腺障碍，糖尿病发病的几率也会上升。

认识到对内脏的损害

首先我们来看看对肝脏的危害。受酒精的影响肝细胞会死亡，但是，由于肝脏的再生能力很强，微量饮酒并不会造成肝功能障碍，长时期连续喝一定量以上的酒精，频繁地反复肝细胞的破坏和再生过程，其结果就是，肝脏中的纤维组织增加变硬，引起肝纤维症（肝纤维化）或者酒精性肝炎。长久下去会变成肝硬化，这也是肝细胞癌发病的原因。

肝脏有将饮食摄取的糖原存储起来，控制血糖上升的作用。但是，肝硬化发病时，因为不能将摄取过剩的糖原存储，饭后的血糖值上升快，并且不容易下降，从而增加糖尿病发病的危险。

还有，肝脏为了经常保持一定的血糖值，不断分解储蓄型糖原再重新合成新生糖。如果糖原的储蓄量减少，摄取的酒精又对此产生抑制作用，可能会因过分限制糖质而诱发低血糖。

对胰脏的影响也非常严重。摄取酒精的同时吃高脂肪的食物，会增加蛋白质分解酵素的合成和分泌，容易引发胰腺炎病症。

实验结果表明，摄取高脂肪、高蛋白食物，会加重急性胰腺炎的病症，增加死亡率。

除此之外，中性脂肪值的上升，痛风病等并发症的发作，由于抑郁导致自杀的危险也令人担心。并且，痴呆症状的出现以及恶化也与过量饮酒有关，经常饮酒的人口腔癌、咽癌、喉癌、食道癌、肝癌、大肠癌、乳腺癌的发病率也比一般人高许多。

酒精还会导致内脏以外的脑神经细胞受到损害。在日本自杀者调查中，摄酒检出率是32.8%，在主要的毒死、烧死、碾死、坠落死等死亡人员中也检测出了高浓度的酒精。在自杀未遂被送进医院的人中约40%被检测出了酒精，表明自杀之前的人饮酒的比例很高。分析其理由，以下这些心理上的变化应该有很大影响。

● 饮酒增加绝望感、孤独感、忧伤情绪的心理痛苦。

● 饮酒提高了对自己的攻击性。

● 饮酒使想法发生变化，招致把想死的情绪变成行动的时机。

● 饮酒让视野变窄，丧失了为预防自杀谋求有效对策和手段的能力。

酒精不仅仅损坏肝细胞，也给脑神经细胞带来损伤。大致分为以下4种。

- 酒精及其代谢物对神经和肌肉有直接毒性。

- 大量饮酒附带有明显的营养障碍，容易造成体内维生素不足，电解质异常。

- 长期摄取酒精，往往会引发其他脏器疾病，影响神经系统。

- 酩酊大醉时的外伤（撞头以及摔倒时造成的脑神经细胞损伤）。

结果往往引发脑血管障碍、蜀黍红斑脑症（由氮苯酸缺乏引起）、酒精性神经病、酒中毒性小脑变性症、酒精性小脑萎缩症等。另外，不仅仅只是明显的疾病，事实证明，大量饮酒引发痴呆症的概率是不饮酒人的 4.6 倍。

酒精在酒精脱水素酵素（ADH）的作用下变成乙醛，在乙醛脱水素酵素（ALDH）的作用下变成醋酸。这些酵素的功能受遗传因素的影响很大，1B 型酒精脱水素酵素（ADH1B）功能弱的人，被称为是分解酒精速度慢、容易得酒精依存症的体质，大约有 7% 的日本人是这样的体质。主要分解乙醛酵素——2 型乙醛脱水素酵素（ALDH2）功能弱的人，由于分解乙醛速度慢，饮酒后皮肤变红，容易醉到第二天，日本人中大约有 40% 是这样的体质。因为酒精的代谢物乙醛有引发癌症的性能，代谢酵素功能弱的人，如果持续大量饮酒，则容易引发口腔癌、咽癌和食道癌。这其中的机制虽然还没有完全弄清楚，但是，流行病调查结果证明，乳腺癌和大肠癌患者中有饮酒习惯的人很多。

还有，女性荷尔蒙雌性激素有抑制酒精分解酶的功能。雌性激素的分泌在排卵期达到顶峰，排卵后急剧减少。因此，为下一个排卵期做准备，开始增加雌性激素的时候，也就是说月经前分解酒精就多需要一些时间，所以这个时期容易喝醉。有报告证明，像这样月经前过量饮酒有产生酒精依赖症的可能性。酒精的消失速度每个人是不一样的，男性平均 1 小时 9 克，女性 1 小时 6.5 克。由此可见，女性饮酒量是男性的 1/2 或者 1/3。按照 1 天来计算，男性 1 天喝 500 毫升啤酒，180 毫升日本清酒，180 毫升红酒，这些酒中的酒精含量换算之后大约是 20 克。女性 1 天的饮酒量请按照其 2/3 来考虑。

在减少每天饮酒量的同时，计划出不饮酒（肝脏休息日）的一天。不是强逼着的忍耐，而是改变对饮酒的看法、改变自己的饮酒习惯。

下面介绍几种改变观念的方法，请从中寻找适合自己的。

"口感"的真实感受

洗浴后出汗、口渴时喝上凉凉的啤酒的"口感"，是一种特别甘甜的感觉。

请把这有特别甘甜感觉的凉啤酒，换成温突突的啤酒喝一下试试看，一定没有凉啤酒的甘甜感觉。并且，请比较一下洗浴后的第一杯啤酒和第二杯啤酒的味道。我咨询了在日常生活指导和健康检查中遇到的一万多人，大家一致认为第一杯啤酒好喝。但是第一杯啤酒和第二杯啤酒的温度基本没有变化，味蕾也是处于同一状态，之所以感觉味道不同，是饮酒者本身的状况发生了变化。凉啤酒在通过喉咙时，喉部黏膜的细胞的温度降低了。啤酒越凉，喉部黏膜的温度就降得越低。啤酒的这个温度差，对"口感"的爽快感有很大的影响。因为一度被降低的喉部黏膜的温度恢复了原状之后，就感觉不到第一杯啤酒的快感了，所以第一杯啤酒和第二杯啤酒的味道感觉是不一样的。

有独特苦味的青汁，如果放入冰箱降温的话，就会比常温的青汁容易喝一些。冰镇过的饮料和罐装咖啡也是越接近常温越感觉甜，相信有过这种体验的人一定不少。这些都是因为温度降低，味觉也会降低。

我不是指责喝冷饮，而是希望大家能理解凉的东西会使味觉低下，从中认识到自己应该如何去品尝美味。

想必每个人都明白这个道理，喝1瓶价值10万日元的红酒时，一定会比平时更用心慢慢地品尝吧。侍酒师的喝法是，首先将红酒酒杯倾斜欣赏酒的颜色，接下来闻酒的香味，然后喝一小口用舌尖来感觉味道。由于轻微晃动红酒杯，红酒与空气接触加速酸化，酒香和酒味产生一点点的变化，从中可以享受这细微变化带来的快感。因此，我们可以参考专业侍酒师的做法，从中找到自己喜欢的品酒方法，享受喝酒的乐趣。

还有，为了喝美味的凉啤酒，洗热水澡出大量的汗后，口渴也忍着不喝水的大有人在，实际上这是非常危险的行为。洗浴后大量出汗、体内水分流失，身体正处于轻度缺水状态，在此基础上如果喝大量的啤酒，酒精的利尿作用会加速夺走身体的水分，进一步增加引起脱水状态的危险。喝一点啤酒稍微休息之后，推荐喝水、大麦茶、运动饮料来补充水分。

定下不饮酒日（设定肝脏休息日）

即使不太忙的时候，每天连续上班，大多数人也会感到压力和疲劳。肝脏没有休息日也是同样的道理。

如果能够一周连续两天让肝脏休息，或者每隔一天喝一次酒，就可以减少酒精对身体的负担。

规定饮酒时间，安排饮酒顺序

以前，我每天晚餐时喝酒，养成了边喝酒边吃菜的习惯。桌上的酒喝光了就从冰箱里取出来再喝。菜吃光了就夹剩下的其他食物，这样反反复复，晚餐摄取的热量就超高了很多。我知道这样继续下去后果会不堪设想，因此除了我最喜欢的"烤肉＋啤酒"以外的组合，晚餐时就不再喝酒了。

定下不喝酒日，相当的难受，"今天我很努力了，喝吧"，"为了缓解疲劳喝点就可以睡个好觉"等等，为自己想了各种各样的理由，不知不觉地每天都喝起了酒。但是，把喝酒当作一种奖励，"不喝酒的第二天可以喝酒"，有了这个想法之后，即使不喝酒的日子也不觉得难受了。于是，我的想法就变成了，如果有喜欢的酒，"好酒不喝就亏啦"，"两天喝一回，是花了2倍的钱呀"，"今天要查资料，如果喝酒就会睡觉，就不喝了吧"等来劝说自己，晚饭后马上收拾餐具去工作间。

晚餐之后，洗浴完毕，接下来就可以喝酒了，喝着喝着，350毫升的1罐酒还没有喝完就睡着了。累的时候，常常不喝酒就睡着了，这样也节约了买酒的费用。

最近，很多厂家销售酒精含量为零的啤酒。诸如此类的含嘌呤少、含糖分少的啤酒味道饮料，种类繁多，有效地利用这些资源也不失为一种好的选择。

例如，洗浴后的第一杯，喝喜欢的啤酒，之后，作为进餐的"陪伴"，选择喝适合自己身体的，热量和糖分、嘌呤含量少的啤酒味道的饮料，应该是不错的选择。

第5章

收腹走路能够**预防痴呆症**

——运动疗法和饮食疗法

可以有效治疗痴呆症

2015 年 1 月 7 日，据厚生劳动省发表的预算数据，到 2025 年全国患痴呆症人数预计超过 700 万人。65 岁以上的高龄者中，按照 5 人之中有 1 人患病来计算，2012 年全国高龄者的痴呆症人数大约有 462 万人，大约 10 年的时间增加 1.5 倍。还有大约 400 万人，被视为是痴呆症的"预备军"即轻度痴呆障碍（MCI）的状态，并且，如果对 MCI 忽视不管的话，4 年以内大约有一半会转移成痴呆症。

痴呆症之中只有一少部分是可以治疗的。但是，如果长时间放任痴呆症的状态不管，即使治疗，症状也不会好转。正常压力脑积水，甲状腺功能低下，维生素 B_1、B_{12} 缺乏症，慢性硬脑膜下血肿，由于服药的副作用而引起的后遗症等等，除上述情形以外的痴呆症一旦发病，目前没有彻底治愈的特效药，只有延缓症状的药物。但是，上面所说的轻度痴呆障碍的阶段，如果早期能够发现，可以通过运动疗法、饮食疗法防止痴呆症继续发展。也就是说早期发现轻度痴呆障碍，制定预防对策，是防止痴呆症发病的重点。

在这里，本章介绍从第1章到第4章中介绍的、利用专业技巧来预防痴呆症的对策。无论是川村式收腹走路方法为中心的运动疗法，还是重新认识饮食习惯，不需要忍耐的饮食限制而改变生活习惯的方法等，都相当简单并容易做到。请一定在日常生活中积极采用。

健忘和痴呆症的区别

如果反复健忘，很多人会感到不安，莫非自己得了痴呆症？随着年龄的增长，单纯的健忘和痴呆症的健忘，有什么区别呢？由于年龄原因的健忘，是忘记经历过的事情的一部分，并且对想不起来这一现象有自我感知。同时，如果得到提示，通过什么契机可以想起来。这在正常的健忘范围之内，不需要担心。但是痴呆症却不一样，其表现是经历过的事情本身都不记得了。不记得自己忘记了事情，这会妨碍正常的日常生活。

例如，忘记了约好的碰头约定；刚刚才听过的事情，还要询问好几遍；已经做习惯了的工作，连续出现错误；文具等物品还没有用完，却认为已经没有啦，不断买回来同样的东西。出现了这些症状，有可能是患了痴呆症，请尽早到专门医院做检查。

痴呆症的基础知识

痴呆症是指出生后正常发展的认知能力的退化和消失，日常生活和社会生活不能正常进行的状态。也就是说，所谓的痴呆症，是患者由于患某种病而引起的状态。目前，日本医院对怀疑患有痴呆症的筛选检查有几种方法，其中主要使用以下长谷川式和MMSE两种。

长谷川式和MMSE

《长谷川式简易知能评价标准（HDS-R）（修订版）》（表5）和《精神状态评估（迷你版）》（MMSE，Mini-Mental State Examination）（表6）如下面的两个图表所示。

表5　长谷川式简易知能评价标准（HDS-R）（修订版）

1	今年多大年龄？（上下差2岁算正确）		0　1
2	今天是哪年哪月哪日？星期几？ （年月日、星期几，回答正确一个得1分）	年	0　1
		月	0　1
		日	0　1
		星期几	0　1
3	我们现在所在的地方是哪里？ （如果自己回答正确得2分，间隔5秒，从自己家、医院、养老院当中选出一个正确的，得1分）		0　1　2
4	接下来说3个单词，重复一下，等一会还要提问，请记住。 （请选择下面各组单词中的一组，划上○） 1.①樱花　②猫　③电车 2.①梅　②犬　③汽车		0　1
			0　1
			0　1
5	请从100开始，按照逐步减去7的顺序数下去 100-7=？，接着再减去7，一直提问，问到回答错误为止。	93	0　1
		86	0　1
6	请把我下面说的数字倒着说出来 （6-8-2、3-5-2-9 要倒着数，倒数第3位数字说错了的话，停止提问）	2-8-6	0　1
		9-2-5-3	0　1
7	请把刚才记住的单词说一遍。 （如果自己回答正确得2分，答不出来的话，做以下提示，回答正确也得1分） ①植物　②动物　③交通工具		①0　1　2
			②0　1　2
			③0　1　2
8	下面请看5样东西，然后收起来，说说都是什么东西。 （一定是相互没有关系的物品：表、钥匙、烟、笔、硬币）		0　1　2
			3　4　5
9	请尽可能说出知道的蔬菜名，越多越好。（把说出的蔬菜名写在右栏里。中途停止、间隔10秒钟答不上来的，停止提问。） 0～5=0分、6=1分、7=2分、8=3分、9=4分、10=5分		0　1　2 3　4　5
		得分合计	

30分满分。20分以下，判断为患痴呆症的可能性很高。

143

表6 精神状态评估（迷你版）(MMSE)

问题	问题内容	回答	得分	
1（5分）	今年是哪一年?	年	0	1
	现在是什么季节?		0	1
	今天是星期几?	星期几	0	1
	今天是几月几日?	月	0	1
		日	0	1
2（5分）	这个医院的名字是什么?	医院	0	1
	这是什么县?	县	0	1
	这是什么市?	市	0	1
	这是第几层?	层	0	1
	这是什么地方?	地方	0	1
3（3分）	说出3个物品名（樱花、猫、电车）。1秒钟说一个。之后，让被实验者反复练习。回答正确一个 得1分。可反复，直到3个全部说出为止（6次）		0 2	1 3
4（5分）	从100开始按顺序减7（持续5次）。		0 2 4	1 3 5
5（3分）	让大家再次重复回答问题3中提到的物品。		0 2	1 3
6（2分）	（一边让看表一边问）这是什么?		0	1
	（一边让看铅笔一边问）这是什么?		0	1
7（1分）	重复下面的句子："大家齐心合力拉网。"		0	1
8（3分）	（3个阶段的命令）			
	"请用右手拿着这张纸。"		0	1
	"请把这个折成一半。"		0	1
	"请把这个交给我。"		0	1
9（1分）	（读下面的句子，请按指示进行）"请举起右手。"		0	1

问题	问题内容	回答	得分
10（1分）	（请写个句子）。		0　1
11（1分）	（请仿照下面的图案画图）。		0　1
		得分总计	

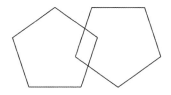

（问题 11：重合五角形）

27～30分：正常。

22～26分：怀疑有轻度的痴呆症。

21分以下：痴呆症的可能性极高。

不过，这些都是为了筛选而做的检查。其只能判断是否患了痴呆症，而不是判断痴呆症的严重程度。

可是，做这些检查被怀疑有患病可能的人，接下来，又通过详细的检查而确诊为痴呆症的时候，大多数人的病症，已经发展到了相当严重的程度。总之，现在使用的一般筛选检查有忽视轻度痴呆症的危险。因此，最近正在探讨新的诊断标准，制定新的筛选检查方法。

用医疗器械来检查诊断痴呆症

作为诊断痴呆症的辅助检查，已经开始使用各种医疗仪器做图像检查。使用X光对脑部切片拍摄做脑CT检查，患者脑部的任何地方，萎缩到什么程度都可以看到。只是，X光拍摄时骨头多的部分画质粗糙，没有办法照得特别清晰，核磁共振检查则受骨头的影响小，能测量出担任记忆中心任务的海马的体积量，检查出是否萎缩等，特别微小的变化也能够观察到。另外，最近广受关注的SPECT等检查和扫描，可以检查脑局部的血液循环及新陈代谢状况，也可以利用这些检查来判断是哪种痴呆症。

知觉障碍和记忆障碍

有关味觉和嗅觉的知觉障碍也是痴呆症患者的常见症状。其实气味和味觉的关系最大。很多人有感冒时鼻子不通气闻不到气味的体验。

在记忆障碍还不明显的时候，出现味觉和嗅觉障碍的人不在少数，料理的调味手艺远不如从前，感觉不到饭菜香，同样的料理却感觉味道有变化，等等。一旦发现味觉和嗅觉的变化，建议到专门医院做检查。

容易被误认为是痴呆症的症状和病症

即使发生健忘、反应迟钝等症状，也未必一定是痴呆症。因为其他病症也存在着相似的症状，首先请到专门医院做检查是最重要的。

抑郁症

抑郁症是心情郁闷（沉重的压抑感）、不想做任何事情（欲望和兴趣的减弱）的精神状态，并且常伴随有无法安稳入睡（睡眠障碍）、食欲减退（饮食障碍）、身体容易疲劳（疲劳、倦怠感）等身体症状。

对提问反应迟钝，看起来像是健忘；行动力低下，以前做得来的事情现在做不好……这些症状常常容易与痴呆症混淆。适当的心理疗法和坚持服用治疗抑郁症的药，抑郁症是可以治愈的。

脱水症状

严重脱水，会出现意识障碍和产生幻觉。改善脱水状况就能康复。

听力衰减

听不清对方的话，不仅反复问，还随意想象对方所提的问题并回答，这种情况有的被误认为是痴呆症。一旦出现了这样的症状首先请检查一下听力。如果被确诊是听力障碍，请使用辅助听诊器改善听力。

药物的副作用

抵抗神经病药物，催眠药（安眠药、睡眠导入剂），镇静药，抗抑郁药等，有降低认知机能①的危险。曾有过因服用主治医师以外的医生开的药发生异常，出现了认知机能低下，被诊断为痴呆症的并发症的事情。减少或者停止服用上述有副作用的药，这些症状也会改善。如果诊断被怀疑是痴呆症，请出示自己的药物手册，告诉医生现在服用的药物和保健品，请医生判断，是否有因药物引起的认知机能降低的可能。

---

① 认知机能，是指理解能力、判断能力、计算能力、推测识别能力、执行能力等能力。

痴呆症的预备群体（MCI）

在本章的开头已经写过，随着痴呆症患者的增加，最近被人们瞩目的是轻度认知障碍（MCI）。健康人群和痴呆症患者之间存在灰色区域，目前还没有能够完全治愈痴呆症的治疗方法，只有在轻度认知障碍的阶段及早发现、及时治疗，才有改善的可能。

因为被确诊为轻度认知障碍的人中，大约有一半4年后会发展成痴呆症，所以及早发现轻度认知障碍，及时采取预防对策比什么都重要。

轻度认知障碍的诊断标准

以 1995 年美国梅奥医学中心罗纳德·彼得博士的医学团体提倡的标准为基础，2003 年规定了下面新的诊断标准。

- 本人或者家属认为是认知机能低下；

- 认知机能异常，还不能确诊为痴呆症；

- 虽然对日常生活中的复杂动作，有最低程度的障碍，基本的日常生活机能仍旧正常。

为了不忽视轻度认知障碍

如上所述，轻度认知障碍处于痴呆症和健康状态之间的位置，多多少少有些健忘，不会影响正常生活。因为全方位的认知机能是正常的，长谷川式简易知能评价标准和 MMSE 都不承认存在异常，所以不知不觉地就被忽视了。

在这里介绍一些日常生活中，如何能不忽视微小变化的检查项目。

下面介绍的症状中如果有两个以上和自己相吻合，请一定要注意。

轻度认知障碍（MCI）的症状

- 想不起来去过的罕见地方的日期；

- 以前可以做好的事情，现在出现了问题（本人并没有意识到，而是被周围的人指出的）；

- 以前熟悉的事物和人名怎么也想不起来（使用代名词说话的频率增加）；

- 落东西，忘记放东西的地方的事情增多；

- 集中力降低，之前喜欢做的事情和兴趣爱好也不做了；

- 忘记了最近发生的事情（和大家一起经历的事情只有自己忘记了）；

- 渐渐地不参加闲谈了（跟不上大家的思路）；

- 忘记或搞错约定好的事情（比如记错集合时间）；

- 与以前相比，做饭花费更多时间（做事情的条理越来越差）；

- 反复买回同样的东西。

痴呆症发病的促进因素和抑制因素

生活环境对痴呆症的发病有很大的影响。其中存在着促进因素和抑制因素。

痴呆症的主要促进因素是载脂蛋白 E_4 等的遗传基因，其他因素还有促使年龄老化、动脉硬化的吸烟，再加上高血压、糖尿病、脂肪代谢异常，还有抑郁症、头部外伤，等等。

另一方面，用降压药治疗高血压，用他汀类药物治疗类脂物异常症，可以有效抑制痴呆症的发作。除此之外，还可参加智能活动，饮食上多吃有降低中性脂肪作用、增强记忆力、含脂肪酸和 EPA 多的鱼类和贝类，以及抗酸化作用高、多酚含量多的食物。

近年来研究结果证明，家人之间的交流，精神上和身体上的活动是有效的防御方式，另外，社交网络的合理利用，也有能够抑制痴呆症的发病和恶化的可能性。

预防痴呆症的 10 条建议

多年专注预防痴呆症研究的山田达夫医师、筑波大学的朝田隆教授等列出了预防痴呆症的 10 条建议。

① 做一件一辈子都可以持续做的有意义的事情；

② 避开强度压力，开开心心地生活；

③ 从年轻的时候开始，掌握几种排解压力的方法；

④ 每天做 30 分钟有氧运动；

⑤ 养成每天 30 分钟以内的午睡习惯；

⑥ 吃蔬菜和水果；

⑦ 吃鱼和海藻；

⑧ 喝红酒；

⑨ 开心地吃饭；

⑩ 新伙伴做创造性活动。

抑制因素和预防方法的共通点是，都必须对脑神经细胞有益的合理饮食和生活习惯要多用心，刺激脑神经使之活化和承担社会责任。

在第2章中介绍的收腹走路方法、收腹挺肚锻炼、空气锻炼法，都是使用在日常生活中不用的肌肉，有利于创造新的神经网络，对预防痴呆症也有一定的效果。

而且，第4章中介绍的食物疗法，有抑制血糖和血液中的胆固醇、中性脂肪急剧上升的作用，抑制血压的持续上升，对预防动脉硬化也有效果。

预防痴呆症的新王牌——虾青素

虾青素是天然的红色素，是胡萝卜素的一种，有调整皮肤水分、改善皱纹及弹性的作用。因此，近年来在化妆品中的使用也不断增加，我想有很多人应该在广告中看到过。

抑制老化的抗氧化作用

动脉硬化和老化，是由活性氧带来的过氧化反应，是痴呆症恶化的原因之一。多项研究结果表明，实际上虾青素与改善过氧化反应有直接关系。这种由活性氧带来的过氧化反应，也就是抑制老化的力量即抗氧化能力。据说，虾青素对眼睛和皮

肤的抗氧化能力大约是胡萝卜素的 40 倍，抑制血液中脂质的过氧化反应能力，是维生素 E 的 1000 倍。（见表 7）

表 7　类胡萝卜素的淬灭单线态氧速率常数

[溶媒测定 $CDCl_3/CD_3OD$（2:1）]

类胡萝卜素的种类	淬灭单线态氧速率常数（$10^{-9}Kq$）
虾青素	3.3
角黄素	2.1
玉米黄质	0.22
β-胡萝卜素	0.089
岩藻黄质	0.009
hello cynthia xanthin	0.004

大约 40 倍

出处：吉川敏一：《自由基入门》，先端医学社，1996 年。

清水延寿、干涉：《用化学发光探测器测定类胡萝卜素的淬灭单线态氧的活性》，《平成 4 年日本水产学会春季大会演讲摘要集》，1992 年，第 322 页。

造成氧化压力原因的活性氧等的自由基[①]，如果接触到细胞膜，膜里的脂质将氢气抽出，开始连锁性的过氧化反应，就对

---

① 通常情况下，原子或分子的轨道电子是成对存在的，处于稳定的状态。如果得到能量，其中的一个电子成为活性化电子加速移动而被其他分子夺走，从而形成被称为"自由基"的反应性更高的原子或分子。所谓自由基指的是，为了获得没有成对存在着的单个电子，即不成对电子，而从其他的分子那里夺得电子的能力得到提高了的原子或分子。形成自由基之后，从其他的分子那里夺得电子，不断发生氧化反应，进而开始连锁过氧化反应。作用于有害物质上的时候，体内更加活跃，自身相互攻击，引发动脉硬化和老化、癌症等病症。

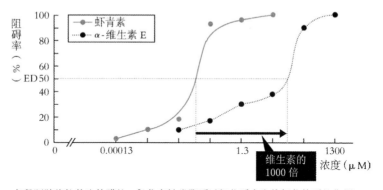

老鼠肝脏线粒体生物膜的Fe^{2+}依存性类脂质过氧化反应和抗氧化物质的作用

图15　虾青素和 α－维生素 E 的类脂质过氧化反应比较

出处：*Cyto-protection & Biology*，7，383-391，1989 年修订。

　　细胞膜产生损伤。为了防止连锁性过氧化反应，维生素 E、维生素 C、胡萝卜素三种抗氧化物质会在细胞膜内发生作用。维生素 E 存在于不易被水溶化的细胞膜内部，给膜脂质里的自由基提供电子消灭氧化物质，使连锁过氧化反应停止。氧化了的维生素 E，从细胞外部的维生素 C 中获得电子，再次起到抗氧化作用。被氧化的维生素 C 进入血液中就会立刻消失。

　　胡萝卜素存在于细胞膜的核心部位，能够消除细胞膜中产生的氧化压力。如图 16 所示，维生素 E 存在于细胞膜的内部，胡萝卜素在细胞膜的核心部位发挥抗氧化能力，保护细胞膜不被活性氧化。

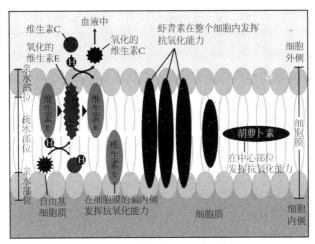

图16　细胞膜抗氧化物质的作用

出处：《虾青素目录 Ver2.2SJ》，第 6 页图 4，有部分修改。

另外，虾青素在细胞的表面和核心部分，从以上两个方面发挥抗氧化能力，能够更有效地保护全体细胞膜不被氧化。

雅马哈牌内燃机与顺天堂大学研究生院医学研究科老龄控制学、医学讲座的白泽卓二教授在共同研究中，证实了虾青素有改善大脑认知能力的可能性。

让 10 位自认为是高龄健忘症者服用虾青素 12 周后，用电脑玩扑克游戏，来测试"简单反应""选择反应""动作记忆""迟缓再生""注意力分散"5 个脑的认知机能，这个测试被称作"生态健康"（CogHeaIth）。随着电脑屏幕上扑克牌的移动来点击鼠标。服药后显示，所有项目的反应时间都缩短了。

包括红色的大马哈鱼的全部鱼类，盐渍大马哈鱼子、咸大马哈鱼子等鱼卵，螃蟹和虾等甲壳类的甲壳中虾青素含量丰富。最近虾青素被当作营养补充剂销售，作为化妆品的主要成分也受到瞩目。随着这些食材进入日常生活，服用虾青素的营养补充剂也成为预防痴呆症的有效手段。

预防痴呆症的锻炼

事实证明，改善生活习惯能够抑制最为典型的阿兹海默症型痴呆症病情的发展。总之，为了预防和抑制病情发展，改善以饮食和运动为中心的生活习惯是有效的。接下来，介绍上面所说的食物疗法、运动疗法为基础的痴呆症预防对策。

这里介绍的锻炼，是通过使用与平时不同的肌肉的方法，达到刺激脑神经细胞，形成新的运动神经网络目的，从而抑制神经细胞的老化和死亡。并且，能在不勉强的情况下，减少多余热量的摄取，从而改善生活习惯，降低发病率，抑制痴呆症的发病及病情加重。

饮食篇

● 使用长筷子。

● 豆子和玉米一粒一粒地夹着吃。

● 日式料理也使用刀、叉子（米饭放在叉子背上吃）。

● 使用不好使的手拿筷子和勺子吃饭。

● 不端起饭碗吃饭。

● 夹一口菜放一次筷子，增加咀嚼次数。

● 一份食物分成 2 份、4 份来吃，增加食物份数。

● 边想象做菜用的调味料和隐藏的味道边吃。

● 改变食用顺序，确认与感觉到的味道有没有什么不一样。

行动篇

● 从厨房把料理端到餐桌时，不使用托盘（增加到餐桌的
  往返次数）。

● 在外边走路时，以两根电线杆之间的距离为标准，实施
  收腹挺肚走路方法。例如，用力收腹，从一根电线杆走

到下一个电线杆处，再鼓起腹部从这个电线杆走到下一个电线杆。

- 两手或者没有拿东西的一只手的食指和无名指用力，接下来中指和小指用力，一边走一边交替运动。

- 想象提包比实际重 2 千克，抬起拿重物的手腕用力走。

- 纸巾和电视的遥控器等放在房间的各个角落，创造想用时必须起身去拿的条件。

- 每 30 分钟，定时做收腹、挺肚运动，挺胸（这时腋下好像夹着东西一样，胳膊夹紧身体）。

- 一边实施腹部凹凸式走路，一边说出看到的车牌号的两位数字一边走。

日常生活篇

- 写日记。

如果可能，一天结束的时候，记录下能帮助记忆的流水账式的内容：当天吃过的食物，见到的人的名字，去过的地方等等。把日常生活中不经意的事情找出来，使大脑得到训练。

这种做法被称为"回想法"，回忆是促进脑部活性的非常有效的方法。

● 去 KTV 唱歌。

即使不喜欢唱歌的人，或者像我一样唱歌跑调的人，每周去一次 KTV，唱一些老歌。如果可能的话，在没有歌词的间奏时间里，请回想一点关于这首歌的小故事。唱歌时尽量不看歌词，更能够刺激脑细胞。

● 制作纪念相册。

看到以前的相册，即使想不起来当时的情景，与他人一边看一边聊，聊着聊着，反复翻看着，是不是就想起了与照片有关的趣事了呢？也有可能在事件中发现意想不到的人和事。因此，我想推荐的是"制作纪念相册认知疗法"。

首先，准备好大小合适的小册子。喜欢的照片贴在上半部分，写好与照片相关的日期、地点等信息，再写相关趣事的语句。过一个月再翻开这页，追溯记忆。若是想起了新的趣闻再续写在上次句子的下面，也写下回忆的感想。和照片有关的客人来的时候，一起边看照片一边讲述记录文章的趣事。

每年制作一本，从一张照片开始，各种各样的回忆全部写在小册子里。与一起拍照的人分享，这样在更新记忆的同时还相当于给自己写了自传。

另外，别人的故事、社会热点或自己关心的事情也可以记录下来，并贴上当时的报纸和杂志上刊登的照片，对追忆发生这些事件的时代背景大有帮助。

● 利用问答节目。

自己作为参加者解答问题。如果有时间限制的话，可以把节目录制下来，回答出正确答案之前按一下停止键，让录像停止，你觉得怎么样呢？

● 享受游戏的乐趣。

很多游戏是为了活跃脑机能而制作的，测试记忆，识别图形，测试判断力、爆发力、思考能力等。在电脑或智能手机上下载游戏软件，就能轻松做到。这些游戏能够有效利用空闲时间，是谋求激活脑细胞的好办法。

我注意到有一种叫作"动动脑"（Lumosity）的智力训练软件，在电脑或智能手机上可以下载，现在182个国家中有7000万以上的人在使用。这款游戏设计科学，可以从记忆力、注意力、速度、柔软性、解决问题的能力5个方面中选出自己想要的设定。这个游戏每天只需要玩10分钟左右，就能起到锻炼大脑的作用。

我也经常玩数独。数独是在纵向9个、横向9个、合计81个的方框中，把1到9的数字横竖不重叠的一个一个的填上去的游戏。从简单到非常复杂分几个阶段，数独题集在便利店或书店就能买到，在智能手机的应用程序上也可以购买，有兴趣的可以尝试一下。

◎饲养宠物。

与宠物一起生活可以在精神方面得到满足，和宠物说话也能预防痴呆症。并且，把照顾宠物当作自己的责任，让生活变得张弛有序，更有奔头。

◎参加团体活动。

居住地周围的自治团体，对预防痴呆症有什么措施吗？体操或游戏，郊游等等，每个自治团体采取的措施不一定相同，请试着参加一下。

建议参加各种团体开办的形式多样的文化学校。一方面，文化学校是主办单位有针对意向的规划，参加形式非常丰富，另一方面，自治体的活动，有可能在一定程度上反应参加者的意愿，根据场合不同，企划者也可能是参加者。价格低也是魅力之一，参加的人可能成为熟人，定期参加会加深彼此的感情。也许还会发现自己的潜在才能并大显身手。

结束章

打造**不发胖、不生病**的身体

为了更好地感觉到效果

忍耐和努力是值得尊重的事情，如果从孩童时就能够实行，成人之后变成代谢症候群体形的危险性会减少。但是，像我这样，不喜欢运动、不能持续忍耐的人，当意识到的时候，已经变成了代谢症候群体型，为了从中摆脱出来，于是产生了一个念头，在"为了改善坏习惯而努力和忍耐"之前，先饱尝失败和后悔。

不努力，不忍耐，我千方百计，决心改善现有坏的生活习惯，并反复实验的结果，就是酝酿许久的收腹走路瘦肚法，收腹训练、空气训练。幸运的是，我成功地摆脱了代谢症候群体型。

到目前为止，我用这个训练方法指导了很多人，结果千差万别。一点没见效的人也有，有的人却像完全变了一个人似的，效果非常明显。为了能让所有人都感受到好的效果，我找出了没见效人群的原因，并对此采取了必要的改善措施。那些未见效的人群中的大多数，只是将这种方法作为知识理解，却没有改变作为自身生活基础的价值观。

为了让更多的人达到预期的效果，我主要介绍几个关键点。没太感觉有效果的人，请重新审视一下，找到符合自己情况的项目。

不用逞强

不管是多么有益的减肥方法，不坚持就没有成功的希望，也许运气好减肥成功了，可是不知道什么时候还会反弹。勉勉强强地做了，不坚持下去也是没有意义的。强迫自己放弃自己喜欢的食物，不愿意做的运动又不得不做……这样想就变成了负担。于是，喜欢的食物不吃是损失，不运动有点儿可惜，改变一下自己的想法如何呢？这样，到现在为止做不好的事情，会顺利地做好。首先，请试着改变一下自己以往的价值观。

在能力范围内实施

如果想减肥，首先，挑战新的运动训练和饮食疗法。但是，突然改变生活习惯是有困难的，中途失败的人不在少数。于是，稍微进行意识改变，不改变原有的生活方式，从简单的、能够做到的事情开始。

本书介绍的收腹走路瘦肚法，最初的想法是，只是单纯的走路太可惜了，走路的时候运动运动腹部。我坚持收腹走路瘦肚法，大约持续了3个月，结果，不需要努力和忍耐，就瘦了10千克，腰围也减少了15厘米。

像这样，利用日常生活的时间，轻而易举地实施收腹走路瘦肚法，这就是收腹肌肉训练的好处。一天当中，找一找能让腹部运动的时间。这期间，把收腹肌肉训练分成以下3个阶段：确实能够实施的、或许能够实施的、大概实施不了的。作为例子之一，请参考表8。

每天回顾当天的行动，检查收腹肌肉训练做到了什么程度。虽然确确实实地做了，意想不到的是结果并不理想。比如说，洗澡时，认为很简单就能做的收腹肌肉训练，由于疲惫而没做

表 8　健康检查表

（没有做的自己吃亏了）

		×月○日	×月○日 ＋1日	×月○日 ＋2日	×月○日 ＋3日
确保实行	走路上下班	△			
	洗澡时	○			
	等电车的时间	△			
	买东西的时候顺便	无			
	起床时	×			
	睡觉前	○			
可能实行	公司内走动	×			
	料理中：等待用餐 的时间	×			
	电视广告的时间	△			
	上厕所的时间	○			
困难	排队付钱的时间	×			
	工作中	×			
	电梯中	×			

○：基本上能做到

△：偶尔能做到

×：完全没有做到

的日子，一定有吧。这时候，对自己大声说 10 次："洗澡时不做收腹训练是损失"，下意识地告诫自己，加深印象。如果牢牢地记住了有损失，就不会重复同样的行为。

设定目标

能达到设定的目标，可以增加自信，更会成为一次飞跃。设定能够实现的目标是有意义的。首先，数一数从最近的车站到自己家的距离需要走多少步，根据步数做腹部运动，这个目标也不错。

还有，一个月减 1 千克，1 天 3000 步的收腹走路，洗澡时做 100 次收腹训练，等等，请制定出能够实现的目标并付诸实践。

当然了，也有做不到的时候。那时候，请认真地问一问自己，为什么没有做收腹走路、没有做收腹训练、没有做空气训练？请反思一下，没做到的原因是真的没有办法，还是给自己找理由？如果是借口，只要记住，今后不要再犯同样的错误了，也会有所改变。

就连讨厌运动、没有耐力的我都能够轻松做到，所以，请不要放弃，坚持下去吧！效果不明显或者失败的时候，请把这本书再拿出来，反复阅读并吃透书中内容。重新阅读之后，一定会有和第一遍不同的体会。

结　语

上次出书还是 2010 年在幻冬舍出版《医师建议五十岁开始的肉体改造》一书。时间过得真快，一晃就过去 5 年了。

这期间，我在数十本健康杂志上发表了以收腹走路瘦肚法为主的有关健康方法的文章，并且，多次在电视节目中进行健康方法的指导，还举办了多场演讲会。

特别值得一提的是，每次演讲都聚集了很多热心的听众，演讲结束之后，又收到大量的反馈。

在每次与大家的交流互动中，我都深刻地感到，为了减肥而持续地做运动，是相当困难的。

大多数人减肥一开始就受到挫折，最主要的原因是采用了不适合自己的方法，勉强持续努力。

受自身固有观念的限制，以及价值观的左右，妨碍了自由发挥和充分的想象，没有注意到更有效的方法，反而对于本来有更简单有效的减肥方法，却全然没有意识到。这不是非常可惜的事情吗？

因此，让我们对自己说："至今为止的生活习惯实在太可惜了，没有实施收腹走路瘦肚法、收腹肌肉训练、空气训练是巨大的损失，从现在开始做起吧！"

2015 年 10 月

川村昌嗣